JN024247

部下と会社を守る方法

もし、部下が適応障害になったら

森下克也

CCCメディアハウス

はじめに

適応障害とは、外部環境にストレスとなる原因があって、それに長期間さらされることによって起こる、心と身体の病気です。「職場のうつ」と呼ばれることもありますが、それも本質は適応障害です。

その適応障害の患者さんに、わが国の精神医療が十分に対応できているかというと、必ずしもそうではありません。

上司のハラスメントによって心と身体が傷つき、病院にかかってはみたものの、単に薬を処方されるだけだったり、診断書をもらって休職に入ったはいいが、どう過ごすかについての指導はされないまま、といったことが日常的に起きています。

適応障害は、薬を服用しただけでは解決に至りません。

どのようにストレスに対処すべきか、自宅安静をどう過ごすか、職場をいかに調整するかといった、心理・社会的な問題を一つひとつクリアする必要があります。その一助になればと、前著『もしかして、適応障害?』を書かせていただきました。

前著は、職場で適応障害にかかってしまった当事者を対象にしていました。しかし、適応障害には、それ以外にもたくさんの人々が関わっています。家族、友人、恋人、職場の上司や人事部門の人などです。とりわけ、職場の上司の果たす役割は計り知れません。

では、部下が適応障害にかかってしまったとき、あるいは、その兆候が見られたとき、上司は何を考え、どう行動すればいいのでしょうか。この点が、わが国の職場のメンタルヘルスを考える上で、決定的に抜け落ちています。

私は、心療内科のクリニックを運営するかたわら、嘱託医として、いくつかの企業の社員のメンタルヘルスケアにたずさわっています。

その中で、各部門の上長やグループリーダーの立場にいる人たちと話をするとき、決まって出される質問が「疲れ気味の部下がいるのですが、どう声をかければいいのでしょうか」「メンタルクリニックにかかっている部下に、どの程度の仕事をさせればいいのでしょうか」「適応障害になって自宅安静から復職してきた部下を、どういうふうに見守っていけばいいのでしょうか」などです。

これらは、どれも難しい内容ではなく、むしろごく初歩的な対応についてのことばかりです。しかし、ここに、上司の立場にいる人たちが、心を病んだ部下の対応にいかに苦慮しているかを見て取ることができます。彼らは、部下の適応障害に対処するための指針を持たないのです。おそらく、わが国の多くの企業で言えることではないでしょうか。

部下が適応障害にり患したら、「上司―保健スタッフ（産業医を含む）―主治医の連携」の中で治療は進んでいきます。このとき上司は、部下個人への対応と、職場環境の調整を同時に行っていかなければなりません。

そのために、適応障害がどういう病気なのか、前兆は何か、部下の心理はどういうものか、職場の何が問題なのか、復職後はどう接すればいいのか、などについて上司は知っておく必要があります。

「毎日忙しいんだから、とてもそこまでは手が回らないよ」と、言われるかもしれません。

ご安心ください。本書を読むことで、上司であるあなたは、そのエッセンスを知ることができます。

上司の職責とは、チームや部署の生産効率を上げることだけではなく、部下が快適に仕事に従事できる環境、つまり、メンタルヘルス不全に陥らないようにすることも含まれます。職員の健全なメンタルヘルスがあってこそ、良好なパフォーマンスが維持され、成果が生み出されるのですから、それは当然のことです。

もっと言えば、上司は部下の人生の一端を担っています。

部下それぞれがそれぞれの人生を紡いでいく中で、たまたま仕事という接点で上司とつながっています。決して、上司に隷属を強いられる存在でもなければ、組織の部品でもありません。人間としての幸せを求め、そこにいるのです。

その期待に応える義務が、上司にはあります。メンタルヘルスへの安全配慮義務が、法律で規定されている所以《ゆえん》です。

今回は、前著と視点を変えて、上司の立場から適応障害への向き合い方を書きました。私の臨床経験を踏まえ、できるだけわかりやすく書いていますが、同じ疾患を扱っている関係上、前著と重複しているところがいくつかあります。そこも、なるべく上司の視点を重視して書き直していますので、ご了承ください。

本書を読むことで、上司の立場にあるあなたが適応障害の部下に正しい対応ができ、部下の幸せに少しでも貢献できれば、筆者としてこれ以上の幸せはありません。

CONTENTS

はじめに……1

第1章 適応障害って何だろう

適応障害の治療の難しさ……12
上司が直面する困惑……16
上司がつい取りがちな、まずい対応……18
上司として知っておくべき企業のメンタルヘルスケア……22
メンタルヘルスケアの事業場外の体制作り……28
小規模事業場におけるメンタルヘルスケア……30
産業医は何をしてくれるのか？……33
部下の杞憂を取り除く……35

第2章

適応障害とはこういう病気

適応障害とは何か。うつ病と何が違うのか……38
「燃え尽き」の生物学的メカニズム……40
適応障害を構成する3つの要素……42
外部要因――職場環境……44
内部要因――感じ方や考え方……47
時間要因――ストレスにさらされた期間……50
適応障害に見られる身体症状の重要さ……51
適応障害にかかりやすい性格と対応法……53
適応障害の背景としての「生きがい喪失」……72
適応障害にともないやすい心身症……75
適応障害にともないやすい機能性疾患……78
「3要因ノート」をつける……84

第3章

職場で起こるさまざまな問題

過重労働に陥りやすい執着性格 事例①
Bさん 36歳 男性 独身 ゲーム開発会社 …… 90

同僚同士のトラブル 事例②
Cさん 28歳 女性 既婚 食品メーカー …… 94

自分勝手な言動をする問題部下 事例③
Eさん 32歳 男性 独身 電気機械工場 …… 98

職場環境の変化 事例④
Fさん 26歳 女性 独身 化粧品メーカー …… 101

セクシュアルハラスメント 事例⑤
Gさん 30歳 女性 独身 商社 …… 106

マタニティハラスメント 事例⑥
Iさん 39歳 女性 既婚 団体職員 …… 114

テレワークうつ 事例⑦
Jさん 33歳 女性 独身 IT企業 …… 121

第4章

よりよい上司になるために

ストレスになる上司とは……128
共感性を身につける……131
「よい上司」の能力とは……138
信頼の3要素……141
部下の信頼を形成するための10の条件……146
部下のモチベーションを維持する「報酬」……148
部下のストレス耐性を高める方法……151
部下をどう叱るか……156
否定しない叱り方……158
世代間のギャップと「上司を演じる」……160
男性部下と女性部下で対応を変えるポイント……165
「責任は私が取る」と言えるか？……170

第5章

部下が「適応障害では？」と思ったら

部下の何に注目するか……174
「ストレスチェック制度」について知る……177
ストレスチェック制度を日常にどう生かすか……183
初動以前の対応とは……186
外部要因をいかに調整するか……188
医療にあずけるタイミング……192
話の進め方、聞き方のポイント……196
勤務の軽減指示に抵抗する部下にどう対応するか……200
部下の休職期間中にすべきこと……203

第6章

復職した部下にどう対応するか

上司が陥りやすい心理……208
復職までのステップを理解する……210
復職直後の部下の心理を知る……214
タスクを上げるタイミング……218
再発の原因となる「社会的時差ボケ」……220
軽減勤務中の部下にどう声をかけるか……224
再発させないために気をつけるべきこと……227
改めて組織とは何かを考える……229

おわりに……234

第1章

適応障害って何だろう

適応障害の治療の難しさ

私のクリニックには、職場のストレスによって心と身体のバランスを崩してしまった人たちがたくさん来院されます。

原因は、残業の過多、同僚や上司との関係の悪化、顧客とのトラブルなどです。そのほかにも、新型コロナウイルス感染症にともなう雇い止め、仕事の減少、在宅勤務のストレスと、その背景はさまざまです。

こうした人々に行う治療は、症状の緩和、ストレス耐性の強化、職場の環境調整で、具体的には、薬物療法（漢方薬、西洋薬）、心理療法、診断書の提出、自宅安静、職場の保健スタッフ・産業医との連携、そして患者さん自身のストレス耐性の強化です。場合によっては、労働基準監督署や弁護士に介入してもらうこともあります。

この一連の治療の主体は、もちろん患者さんですが、外部環境のストレスが必ず存在する適応障害では、現場の上司の役割がきわめて重要となります。なぜなら、そこがうまく機能しないと、治療が誤った方向に導かれていくことさえあるからです。つい先日も、このようなケースがありました。

患者さんは、某情報通信機器メーカーに勤める27歳の男性、Aさんです。

Aさんは、月80時間の残業をこなし、海外との折衝が深夜帯となるため、十分な睡眠時間を取ることさえできない日々が続いていました。

上司からの要求は高く、Aさんはそれをハラスメントと感じていました。次第に体調を崩し、不眠や頭痛、めまい、倦怠などを訴えるようになりましたが、上司に相談しても無視され、ひどい言葉を投げかけられたと言います。

やがて、朝起きることが難しくなり、とうとう出勤できなくなってしまいました。

私のクリニックを訪れたとき、Aさんの目は落ち窪み、頬はこけ、疲れ切っていました。

診断は、上司のハラスメントに端を発する適応障害です。治療の第一歩は、一刻も早くストレス源から離れることでした。私は早速、自宅安静が必要である旨の診断書を作成し、心身の不調を改善するための薬物（この場合は漢方薬）を処方しました。

ところが後日、ハラスメントのある職場環境を調整してもらうべく、Aさんの会社の人事部門に連絡を取ったときのことです。私の説明に納得していない様子の担当者は、お話ししたいことがあるので改めて会ってくれないかと言うのです。

何事かと思いながらAさんの同意を得、私は人事担当者、当該の上司と面談を持つことにしました。そこで語られた内容は、Aさんが話されたこととかなり様相を異にしていたのです。

人事担当の方曰く、社内の証言、規定に照らして、当該上司の行為はハラスメントとは認定できない。たしかに、当該上司は厳しいタスクを課す人ではあるが、あくまで職務や指導の範囲内であり、決して悪意や個人攻撃ではない。周囲の者もそう言っている。

さらに、その上司曰く、「Aさんは何を言っても過敏に反応し、ネガティブに受け取ってしまう。ほかの同僚ともうまくコミュニケーションが取れておらず、感情の浮き沈みが激しい。そのため、皆、腫物にさわるように気を遣っている。こちらとしては、ほとほと困っているが、どう対処していいかわからないまま今日まできてしまっている」とその顔は、困惑しきっていました。

私も困惑しました。なにしろ患者さんと上司とで、まるで言い分が違うのですから。

その後、両者とよく話し合って出した私の結論は、Aさんの適応障害の核心は、何でも被害的に受け取ってしまう認知の問題であり、まずそこを修正する必要がある。そのため、自宅安静に加えて心理療法を施すべき、というものでした。

Aさんには、薬物療法、自宅安静とともに認知行動療法を受けていただき、半年ほどで快方に向かいました。

ここにある問題は、何でしょうか。

それは、現場の情報が医療者に正確に伝わらなかったこと、そして、その要因として、上司がAさんをどう扱っていいかわからず放置していたということです。上司は、会社の産業医にさえ相談していませんでした。

もし、上司がAさんの心の状態を正しく評価し、産業医と連携し、私のような外部の医療者に早めにつなげることができていれば、Aさんの病状はもっと軽く済んでいたでしょう。適応障害の発症さえ、防ぐことができたかもしれません。

この例からもわかるように、上司は、もっと積極的にメンタルヘルスケアにたずさわっていくべきなのです。それができれば、治療をミスリードしてしまうこともなくなるでしょうし、適応障害の発症率や予後さえ改善するはずなのです。

しかし残念ながら、そのためのマニュアルを、わが国の企業の上司たちは持ちません。本書は、そこをカバーすべく書いています。

本書を読むことで、上司であるあなたが、メンタルヘルス不全の部下に直面したとき、どう考えればいいか、どう声をかければいいか、ストレスを与えない上司になるためにはどうすればいいか、いつ医療者につなげればいいか、復職者にどう対処すればいいかを理解できるようになれば、今までのように迷うことはきっとなくなるでしょう。では、始めましょう。

上司が直面する困惑

まず、全国の上司が、部下のメンタルヘルス不全に困惑している状況から見ていきましょう。

私が嘱託医としてメンタルヘルスケアに関与している某企業で、数年前に指導者研修を行ったことがあります。その中で、メンタルヘルス不全を呈した部下を前にして、何を疑問に感じるかというアンケートを行ったところ、寄せられた回答は、次のようなものでした（一部改変）。

「メンタルヘルス不全になる前に、傍目から見ると、ハイテンションで仕事を頑張る人が多い気がします。まだうつではないけれど、頑張りすぎている段階で上司が注意できることはありますか？」

「メンタルヘルス不全の兆候が感じられたとき、専門家に相談すべき目安や基準を教えてください」

「部下のメンタルヘルス不全に、早い段階で気づいてあげたいです。メンタル不調の徴候や、具体的な見分け方を、教えてください」

「会社に内緒でメンタルクリニックに通院している場合、細かく聞き出すわけにもいきません。病状の詳細を知りようがないのですが、どの程度踏み込んで業務の配慮をすればよいですか？」

「うつの症状がよくなさそうに見えるため、薬や病院を変更してみたらどうかと提案しても、本人は乗り気ではなさそうです。どのような働きかけをすればよいですか？」

「メンタルヘルス不全者との会話例を、教えてほしいです。『頑張れ！』はダメだと聞きますが、励ましたいときに、なんと声をかけるべきですか？　さまざまなシチュエーションにおける会話例が知りたいです」

「精神疾患があるかどうかはわかりませんが、周囲に対して、明らかに攻撃的な言動を繰り返す部下がいます。対処法はありますか？」

「復職したばかりの人に、積極的に仕事をすすめるべきですか？　特別扱いするべきですか？　それとも普通に接するべきですか？」
「就業措置が出ている部下がいます。軽減業務はわかりますが、他者から見れば、甘えや逃げに見えることがあります。周囲にどう説明したらいいでしょうか？」

総じてこれらは、ごく初歩的な対応に関する内容ばかりです。日常の業務の中で、部下がメンタルヘルス不全を呈していることに気づいていながらも、どうしていいかわからず戸惑っている上司の姿が浮き彫りにされています。同じような疑問は、全国の事業場に存在するはずです。

日本では、適応障害を含む気分障害の患者数が２０１４年当時で、１９９９年の約2倍に増えており、困惑している上司の数も、同じスピードで増えているのです。

上司がつい取りがちな、まずい対応

では、わが国の上司と言われる人たちは、部下のメンタルヘルス不全に対して、実際、どのように対応しているのでしょうか。

最近、あなたの周囲に、どうも様子のおかしい部下がいたとします。顔色が悪く、ミスを連発し、すっかり笑顔がなくなって、飲みに誘っても断ります。それでも勤怠に問題はなく、忙しい中、むしろ残業は増えています。

上司であるあなたは、「疲れているようだな」と気にして、声をかけます。でも、「大丈夫です」という答えしか返ってきません。あなたは気になっていますが、何の対策を講じることもなく、時間ばかりが過ぎていきます。

その半年後、彼は心身の不調をきたし、出社することができなくなってしまいました。そして、「適応障害」と書かれた診断書を提出し、長期の療養生活に入ったのです。あなたはいまさらのように愕然としますが、どうすることもできません。

このようなとき、上司の取りがちな態度として、次のようなことが考えられます。

①どうしていいかわからず、結局何もしない

②「根性」「気のゆるみ」など、精神論に置き換える

③「この程度でおかしくなるはずがない」など、自分の価値観で判断する

④「俺に任せとけ」と親身になりすぎる

①は、様子の変化に気づきさえしないことも含め、最も多いケースです。医務室や産業医など、相談する先があっても利用しない、関わりたくない、関心がないなど、理由はさまざまです。

②は、バブル経済のころまでは当たり前だった価値観です。メンタルヘルス不全の存在すら認めず、人格的な「弱さ」だと決めつけます。戦前の教育の名残があるのかもしれません。

この風潮は、1991年の電通事件（社員の過労自殺に対して会社の責任が初めて認められた事件）をきっかけに、ようやくピリオドが打たれましたが、40代以上の世代では、まだまだ色濃く残っています。

③は、部下の立場に立って考えられていないということです。

部下の心情、能力への配慮を欠きます。そうなる要因の一つに、上司の立場にいる人が競争に打ち勝ってきた、ある程度能力の高い人であるということがあります。

そういう人は、自身の能力を基準に見るので、パフォーマンスの落ちている部下を前にしても、なぜできないのかがよく理解できません。できて当たり前だと思うのです。その結果、「こんなこともできないのか」「このぐらいできるはずだ」など、個人的な価値基準で推しはかり、容赦なく断罪します。

④は、面倒見のよい上司にありがちです。相談に乗ったり仕事を減らしてあげたり、自分なりに親身になって一生懸命です。しかし、その方向性が独善的なため、往々にして意図しない方向に進みます。

このタイプの上司でよくあるのが、「俺がお前をよくしてやる」と部下を抱え込み、1対1の濃密な関係性を作り上げることです。その結果、部下の病状が秘匿され、関係部署との情報共有がなされません。

その上、「会社に知られると、不利になる」「俺に任せとけ」などと気遣って他言することを禁じ、気がつけば、取り返しのつかないまでに悪化させます。

もちろん、適切に対応できている上司もいるでしょうが、メンタルヘルスケア対策が必ずしも十分でないわが国においては、①〜④のいずれかになってしまうケースが多いのです。

では、①〜④の態度の背景には何があるのでしょうか。それは、病気に対する上司自身の無知です。

無知は、医療の専門家ではないので仕方がありません。医務室と連携して、そこを埋める努力をしてくれれば問題はないのですが、それを怠ると、勝手な主観が必ず入ってきます。それが、軽視やゆがんだ親心を作り出します。行き着く先が、症状の悪化です。

あなたは、こういう上司になってはいけません。そのため、まず念頭に置くべきことは次の2点です。

①正しい知識を身につける
②組織的に動く

正しい知識とは、医学的に正確な情報です。組織的に動くとは、職場の資源を早い段階で利用し、連携を取るということです。まず、この2点を押さえてください。

上司として知っておくべき企業のメンタルヘルスケア

先ほどお話しした2点を実行するために次に知っておくべきは、会社にどのようなメンタルヘルスの管理体制が敷かれているか、ということです。

企業には、メンタルヘルスケアを行うにあたってのひな型があります。それは、法的な義務を基盤として、厚生労働省が作成したマニュアルに則っています。

具体的には、**労働安全衛生法**であり、その規定に基づいて策定された厚生労働省による**「労働者の心の健康の保持増進のための指針」**（メンタルヘルス指針、２００６年３月策定、２０１５年11月30日改正）が、それに当たります。

労働安全衛生法の第69条では、メンタルヘルケアに関して次のように規定されています。

「事業者は、労働者に対する健康教育及び健康相談その他労働者の健康の保持増進を図るため必要な措置を継続的かつ計画的に講ずるように努めなければならない」

この法律に則って、企業は職員のメンタルヘルスケアのためのシステムを構築します。これを怠り、メンタルヘルス不全者を出してしまうと、損害賠償にもなり得るのです。

職場のメンタルヘルスケアは、まず事業者自らがその推進を表明することから始まります。企業は、事業場内に衛生委員会を設置し、**労働者の健康障害の防止、健康の**

保持増進に関する検討を、次の5つの観点から行います。

①長時間労働による健康障害の防止を図るための対策の樹立
②実施計画の策定
③事業者が労働者の精神的健康の状況を把握することで不利益が生じないようにする対策
④健康情報の保護
⑤メンタルヘルス対策の労働者への周知

次に、4つの項目を骨子とする**「心の健康づくり計画」**を策定します。

①心の健康問題の特性
心の問題は評価が容易ではなく、個人差が大きく、プロセスの把握が困難
②労働者の個人情報の保護への配慮
健康情報を含む労働者の個人情報の保護と意志の尊重への配慮
③人事労務管理との関係

労働者の心の健康と密接に関係している職場配置、人事異動等の人事労務管理との連携

④家庭・個人生活等の職場以外の問題
職場以外の要因への配慮

厚生労働省の指針では、中長期的な視野に立って、継続的かつ計画的に、実態に即して作ることが推奨されています。

こうして策定された**「心の健康づくり計画」**が、その企業におけるメンタルヘルスケアの基本的なマニュアルになります。２０１５年12月より義務化されたストレスチェック制度の実施も、ここに含まれます。

では、具体的にどのような形のケアがなされるのでしょうか。それが、次の**「4つのケア」**です。

①セルフケア
②ラインによるケア
③事業場内産業保健スタッフ等によるケア

④事業場外資源によるケア

（厚生労働省「労働者の心の健康の保持増進のための指針」メンタルヘルス指針2006年3月策定）

「セルフケア」は、適応障害にかからないようにするための従業員個人によるセルフコントロールです。といっても、事業者側が何もしなくていいということではありません。職員が不調をきたしたとき、早めに気づくことができるよう、教育研修や情報提供を積極的に行います。

「ラインによるケア」は、上長、部長、課長など、まさに職場の上司であるあなたが担います。具体的には、職場環境の改善、部下からの相談対応、職場復帰の支援などです。部下の変化にいち早く気づく指針として、次の3項目に注目してください。

①勤怠に関して

- 遅刻、早退、欠席が増える
- 残業、休日出勤が不釣り合いに増える
- 休みの連絡がない（無断欠勤）

②仕事に関して

・仕事の能率が悪くなる
・業務の結果がなかなか出てこない
・報告や相談、職場での会話がなくなる（あるいは多弁になる）

③行動に関して

・表情に活気がなく、動作にも元気がない
・ミスや事故が目立つ
・服装が乱れたり、衣服が不潔であったりする

これらは、特別な知識がなくてもわかるものばかりであり、適応障害のサインととらえることができます。

部下のメンタルヘルスの問題を、一人で抱え込まないことが大切だと述べました。その具体的な相談先が、25ページでお話しした、③「事業場内産業保健スタッフ等によるケア」に属する担当者です。

「事業場内産業保健スタッフ」とは、職場内で職員の心の問題をケアする職責を担った人たちです。医務室の産業医、保健師であり、人事部門の担当者が、それに当たります。

あなたが部下の不調を認めたときには、まず、これらの人たちに相談をしてください。問題を彼らと共有することで、メンタルヘルスケアを正しい方向に進めていくことができます。

④「事業場外資源によるケア」とは、事業場外の専門の医療機関や心理の専門家が介入できるよう、その体制、窓口を作っておくことです。

メンタルヘルスケアの事業場外の体制作り

先にも述べたようにメンタルケアの体制を作るためには、事業場以外のいろいろな人を巻き込む必要があります。

協力を仰ぐのは、次の医療機関や専門家の方々です。

図表1-1 事業場におけるメンタルヘルスケアの体制例

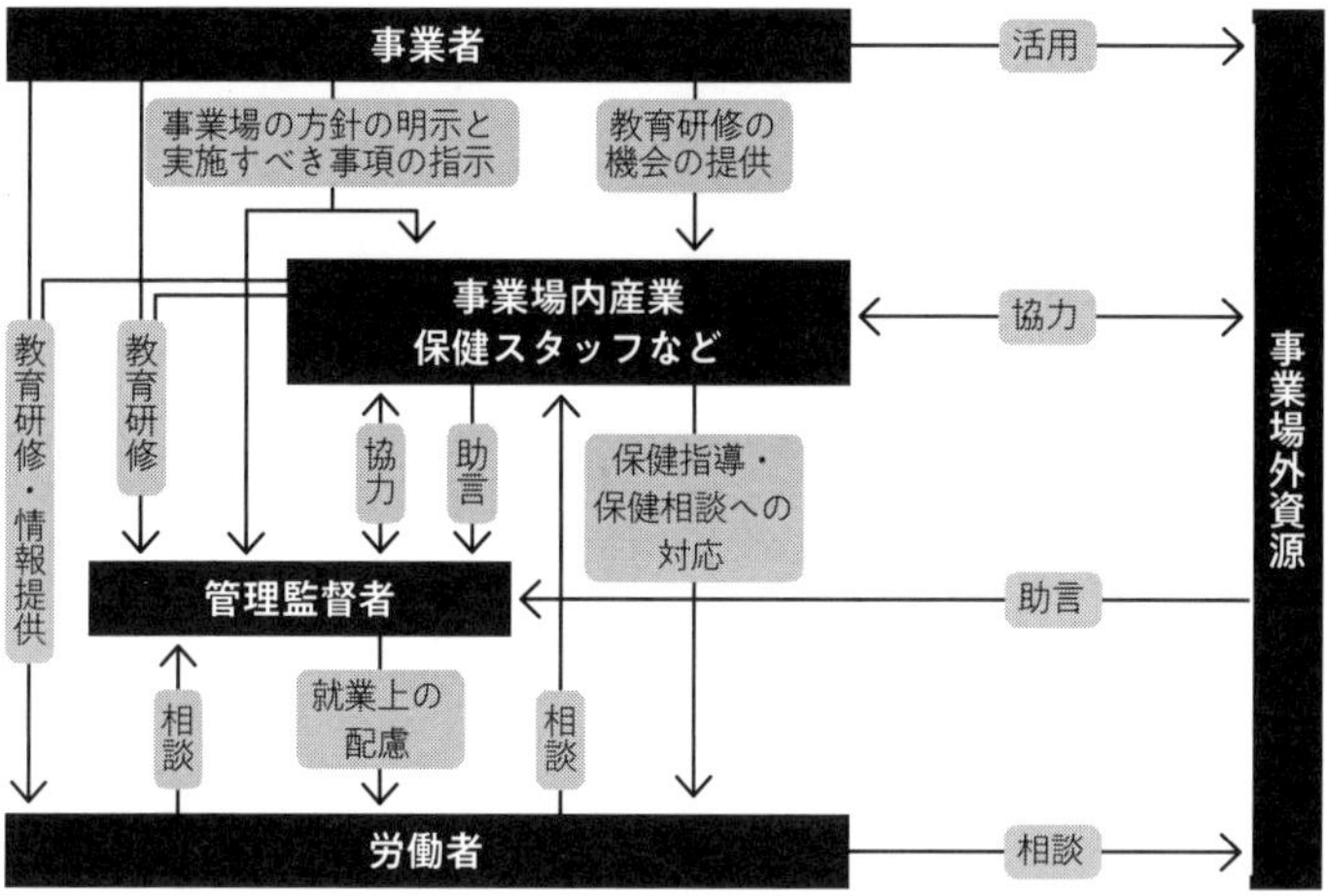

出典：厚生労働書「職場における心の健康づくり」

・都道府県産業保健総合支援センター
・健康保険組合
・中央労働災害防止協会
・労働者健康保持増進サービス機関
・労働衛生コンサルタント
・産業カウンセラー
・臨床心理士
・精神保健福祉士
・地区医師会

これらの組織、専門家の方々を包括的、有機的に機能するよう配置して、体制を作っていきます。図表1－1は、事業場におけるメンタルヘルスケア体制の全体像の一例です。参考にしてください。

小規模事業場におけるメンタルヘルスケア

メンタルヘルスケアのシステム作りが義務づけられているのは、従業員数が50人以上の事業場です。では、50人未満の事業場では、どうすればいいのでしょうか。

じつは、労働者が50人未満の事業場であっても、事業場内メンタルヘルス担当者を置くことができます。組織内に作る余裕がなければ、外部に委託することになりますが、その筆頭が、**産業保健総合支援センター**です。

産業保健総合支援センターは各都道府県にあり、小規模事業場を対象に、健康相談、産業医の紹介、医者や保健師による事業場の訪問、健康診断の結果に基づいた医学的指導、作業環境改善のアドバイスなどを無料で行っています。

大変重宝な存在ですが、必ずしも積極的に利用されているとは言えません。あなたは、上司としてぜひともその存在を把握し、必要なときには、おおいに利用するようにしてください。

各都道府県の産業保健総合支援センターの連絡先は図表1－2にまとめましたので、参考にしてください。

図表1-2 都道府県産業保健総合支援センター（さんぽセンター）一覧

施設名	郵便番号	住所	TEL
北海道 産業保健総合支援センター	〒060-0001	札幌市中央区北1条西7-1 プレスト1・7ビル2F	011-242-7701
青森 産業保健総合支援センター	〒030-0862	青森市古川2-20-3 朝日生命青森ビル8F	017-731-3661
岩手 産業保健総合支援センター	〒020-0045	盛岡市盛岡駅西通2-9-1 マリオス14F	019-621-5366
宮城 産業保健総合支援センター	〒980-6015	仙台市青葉区中央4-6-1 SS30 15F	022-267-4229
秋田 産業保健総合支援センター	〒010-0874	秋田市千秋久保田町6-6 秋田県総合保健センター4F	018-884-7771
山形 産業保健総合支援センター	〒990-0047	山形市旅篭町3-1-4 食糧会館4F	023-624-5188
福島 産業保健総合支援センター	〒960-8031	福島市栄町6-6 NBFユニックスビル10F	024-526-0526
茨城 産業保健総合支援センター	〒310-0021	水戸市南町3-4-10 水戸FFセンタービル8F	029-300-1221
栃木 産業保健総合支援センター	〒320-0811	宇都宮市大通り1-4-24 MSCビル4F	028-643-0685
群馬 産業保健総合支援センター	〒371-0022	前橋市千代田町1-7-4 群馬メディカルセンタービル2F	027-233-0026
埼玉 産業保健総合支援センター	〒330-0064	さいたま市浦和区岸町7-5-19 全電通埼玉会館あけぼのビル3F	048-829-2661
千葉 産業保健総合支援センター	〒260-0013	千葉市中央区中央3-3-8 日進センタービル8 F	043-202-3639
東京 産業保健総合支援センター	〒102-0075	千代田区三番町6-14 日本生命三番町ビル3F	03-5211-4480
神奈川 産業保健総合支援センター	〒221-0835	横浜市神奈川区鶴屋町3-29-1 第6安田ビル3F	045-410-1160
新潟 産業保健総合支援センター	〒951-8055	新潟市中央区礎町通二ノ町2077 朝日生命新潟万代橋ビル6F	025-227-4411
富山 産業保健総合支援センター	〒930-0856	富山市牛島新町5-5 インテックビル4F	076-444-6866
石川 産業保健総合支援センター	〒920-0024	金沢市西念1-1-3 コンフィデンス金沢8F	076-265-3888
福井 産業保健総合支援センター	〒910-0006	福井市中央1-3-1 加藤ビル7F	0776-27-6395
山梨 産業保健総合支援センター	〒400-0047	甲府市徳行5-13-5 山梨県医師会館2F	055-220-7020
長野 産業保健総合支援センター	〒380-0935	長野市中御所1-16-11 鈴正ビル2F	026-225-8533
岐阜 産業保健総合支援センター	〒500-8844	岐阜市吉野町6-16 大同生命・廣瀬ビル8F	058-263-2311
静岡 産業保健総合支援センター	〒420-0034	静岡市葵区常磐町2-13-1 住友生命静岡常磐町ビル9F	054-205-0111
愛知 産業保健総合支援センター	〒460-0004	名古屋市中区新栄町2-13 栄第一生命ビル9F	052-950-5375
三重 産業保健総合支援センター	〒514-0003	津市桜橋2-191-4 三重県医師会館5F	059-213-0711
滋賀 産業保健総合支援センター	〒520-0047	大津市浜大津1-2-22 大津商中日生ビル8F	077-510-0770

施設名	郵便番号	住所	TEL
京都　産業保健総合支援センター	〒604-8186	京都市中京区車屋町通御池下ル 梅屋町361-1 アーバネックス御池ビル東館5F	075-212-2600
大阪　産業保健総合支援センター	〒540-0033	大阪市中央区石町2-5-3 エル・おおさか南館9F	06-6944-1191
兵庫　産業保健総合支援センター	〒651-0087	神戸市中央区御幸通6-1-20 ジイテックスアセントビル8F	078-230-0283
奈良　産業保健総合支援センター	〒630-8115	奈良市大宮町1-1-32 奈良交通第3ビル3F	0742-25-3100
和歌山 産業保健総合支援センター	〒640-8137	和歌山市吹上2-1-22 和歌山県日赤会館7F	073-421-8990
鳥取　産業保健総合支援センター	〒680-0846	鳥取市扇町115-1 鳥取駅前第一生命ビルディング6F	0857-25-3431
島根　産業保健総合支援センター	〒690-0003	松江市朝日町477-17 松江SUNビル7F	0852-59-5801
岡山　産業保健総合支援センター	〒700-0907	岡山市北区下石井2-1-3 岡山第一生命ビルディング12F	086-212-1222
広島　産業保健総合支援センター	〒730-0011	広島市中区基町11-13 合人社広島紙屋町アネクス5F	082-224-1361
山口　産業保健総合支援センター	〒753-0051	山口市旭通り2-9-19 山口建設ビル4F	083-933-0105
徳島　産業保健総合支援センター	〒770-0847	徳島市幸町3-61 徳島県医師会館3F	088-656-0330
香川　産業保健総合支援センター	〒760-0050	高松市亀井町2-1 朝日生命高松ビル3F	087-813-1316
愛媛　産業保健総合支援センター	〒790-0011	松山市千舟町4-5-4 松山千舟454ビル2F	089-915-1911
高知　産業保健総合支援センター	〒780-0850	高知市丸ノ内1-7-45 総合あんしんセンター3F	088-826-6155
福岡　産業保健総合支援センター	〒812-0016	福岡市博多区博多駅南2-9-30 福岡県メディカルセンタービル 1F	092-414-5264
佐賀　産業保健総合支援センター	〒840-0816	佐賀市駅南本町6-4 佐賀中央第一生命ビル4F	0952-41-1888
長崎　産業保健総合支援センター	〒852-8117	長崎市平野町3-5 建友社ビル3F	095-865-7797
熊本　産業保健総合支援センター	〒860-0806	熊本市中央区花畑町9-24 住友生命熊本ビル3F	096-353-5480
大分　産業保健総合支援センター	〒870-0046	大分市荷揚町3-1 いちご・みらい信金ビル6F	097-573-8070
宮崎　産業保健総合支援センター	〒880-0024	宮崎市祇園3-1 矢野産業祇園ビル2F	0985-62-2511
鹿児島 産業保健総合支援センター	〒890-0052	鹿児島市上之園町25-1 中央ビル4F	099-252-8002
沖縄　産業保健総合支援センター	〒901-0152	那覇市字小禄1831-1 沖縄産業支援センター2F	098-859-6175

出典：独立行政法人労働者健康安全機構ホームページ

産業医は何をしてくれるのか？

従業員数が常時50人以上の事業場においては、労働安全衛生法により産業医の設置が義務づけられています。すでに述べたように、50人未満の場合でも、努力義務として推奨されています。

設置形態は嘱託（非常勤）で可能ですが、有害業務に従事している従業員が５００人以上、または、常時１０００人以上の従業員数の事業場では、専属でなければなりません。非常勤の産業医は、通常は開業医や勤務医として働いています。

産業医の職務は、労働安全衛生法により、おおむね次のように規定されています。

①健康診断の実施、及びその結果に基づく労働者の健康を保持するための措置を行う

②心理的な負担の程度を把握するための検査、面接指導を実施し、その結果に基づく労働者の健康を保持するための措置を行う

③作業環境の維持管理を行う

④作業の管理、労働者の健康管理を行う
⑤健康教育、健康相談その他労働者の健康の保持増進をはかるための措置を行う
⑥衛生教育を行う
⑦労働者の健康障害の原因の調査及び再発防止のための措置を行う

たとえば、部下が上司であるあなたに心身の不調について相談したとき、あなたはまず医務室の保健スタッフや人事部の担当者に相談し、必要があれば産業医との面談を設定してください。

産業医は、医学的な見地から問題点を抽出し、保健スタッフとあなたにフィードバックします。そして、仕事量の軽減、異動、自宅安静など、問題点が改善されるよう、環境の調整をはかるアドバイスをしてくれます。

産業医は、普段の仕事の中ではなかなか会う機会がないので遠い存在のように思われがちですが、縁の下の力持ちとしてみなさんの健康に目を光らせていますので、遠慮なく利用してください。

部下の杞憂を取り除く

メンタルヘルス不全に陥ったとき、部下の抱く不安の中で最も多いのが、職場に相談したら職位や昇進に悪影響が出るのではないか、というものです。そのため、上司から声をかけられても「大丈夫です」と答えたり、健康調査で嘘の回答を書き込んだり、メンタルクリニックにかかっていることを隠したりします。

適応障害で職務に支障が生じてしまった場合、異動や降格、解雇といった職位に変更を加える行為は、合理的な理由がない限り、法的に認められていません。近年導入されたストレスチェック制度でも、面接指導の申し出を理由に労働者に不利益な取り扱いを行うことは、禁じられています。

つまり、冒頭で挙げた部下の不安は、杞憂なのです。

労働安全衛生法の**「労働者に対する不利益取扱いの防止」**の項目に、ストレスチェック制度の結果を受け、職場側が「してはならない」こととして、次の項目が規定されています。

①解雇すること

②期間を定めて雇用される者について契約の更新をしないこと

③退職勧奨を行うこと

④不当な動機・目的をもってなされたと判断されるような配置転換又は職位（役職）の変更を命じること

⑤その他の労働契約法等の労働関係法令に違反する措置を講じること

あなたは上司として、これらのことをよく理解し、メンタルヘルス不全により職位と職責に不利益は生じないのだと部下に念を押してください。そうすることで、部下が安心して自身の状態について告白できる土壌を作ることができます。

ここまでは、部下の適応障害に直面する上司の問題、メンタルヘルスに関する法的な枠組みでした。次からは、いよいよ本題である適応障害そのものについて見ていきましょう。

第2章

適応障害とはこういう病気

適応障害とは何か。うつ病と何が違うのか

まず、基本的に知っておいていただきたいのは、適応障害とは、正常なストレス反応からくる、誰にでも起こりうる心身の変化ということです。きわめてわかりやすくシンプルです。特殊な精神疾患では、ありません。

ごく普通に働いていた人が、何らかのストレスにさらされ、最初はうまく対処できていたのにやがてできなくなる、そんな当たり前の心理反応なのです。

基本的に診断は、アメリカ精神医学会の作成した診断基準に則って行われます。重症度は、ストレスの程度と罹病期間、その人のストレス対処能力によります。

経過が長引く、ストレスがあまりにも大きいなどといったことがあれば、たとえ環境要因が取り除かれても病状が残ることがあります。そういう場合は、うつ病や神経症など、ほかの精神疾患に移行したと判断されます。

ここで押さえておいていただきたいのは、うつ病と適応障害の違いです。両者は似ているようで異なる概念です。

うつ病では、意欲や気力、興味を喪失し、自分を責め、罪深いと感じます。また、

身体的にも、頭痛や倦怠、不眠など、さまざまな不定愁訴を訴え、日常生活に支障を生じます。

それらは適応障害でも見られるじゃないかと言われそうですが、適応障害は、そうした不調の原因が職場のストレスなど、外部の環境要因であることが明らかです。

一方、うつ病では、外部環境以外にも性格や人格障害、脳内の神経伝達物質の異常など、別の原因が複数考えられます。

つまり、うつ病は適応障害よりも広い概念で、その一つのパターンとして適応障害があるという位置づけになります。

両者を厳密に分けておいたほうがよい理由は、うつ病とした場合、その原因が外部環境のストレス以外の問題にすり替えられてしまう可能性があるからです。

よくある例として、実態は適応障害なのに「うつ病」と診断書に書かれて休職したとします。すると、会社側または産業医は、「うつ病は、患者さんの性格や脳内の問題ですから、治してから復職してください」とするかもしれません。

つまり、職場環境の問題を考慮しないということです。

これは、病気に至った原因をすべて患者さんの脳内に帰着させ、問題の本質をすり替えることになってしまいます。

これでは治療が進みません。意図的な場合もあるし、そうでない場合もあります。なお「ブラック企業」では、往々にして前者です。

一方、診断書に「適応障害」と書かれていれば、それは職場を含めた外部環境に問題があるということを含意しているので、会社は環境調整を進めざるを得ません。

このように、適応障害とうつ病では、職場側に与える影響がまったく異なるので注意が必要です。

「燃え尽き」の生物学的メカニズム

優秀な部下は頼もしいものです。どんな指示も素早く理解し、タスクにも全力を尽くし、確実にアウトプットを出してくれます。会社の将来を担う希望の星です。昇進のチャンスがあれば積極的に推薦したいと、あなたは考えることでしょう。

しかし、そんな部下が常によいパフォーマンスを出し続け、期待通りに昇進してくれるかというと、必ずしもそうではありません。長時間労働やタスクの困難さにやがて耐え切れなくなり、心と身体を病み、出社することができなくなることがあります。

なぜ、そういうことが起こるのでしょうか。それは、ストレスに対処できる人間の能力に、生物学的な限界があるからです。

ストレスに対処する能力は、抗ストレスホルモンと呼ばれる一連のホルモンの働きとして、とらえることができます。

あなたの部下が、あなたから課されたタスクに直面したとき、部下の脳内では次のような反応が起こっています。

まず、脳の視床下部がストレスを認識し、その信号が脳下垂体や副腎を刺激し、ベータエンドルフィンやノルアドレナリン、アドレナリン、コルチゾールなどの抗ストレスホルモンが分泌されます。それによって全身の代謝が高まり、免疫力が強化され、交感神経が刺激されるのです。

結果として、血圧上昇、脈拍増加、瞳孔散大といった身体の変化が起こります。

これは、ストレスに立ち向かう態勢を整えているのであり、あたかもゴングが鳴る直前のボクサーのような戦闘モードを作っていることになります。

この戦闘モードがいつまでも続けば、あなたの部下は決して燃え尽きることはないでしょう。定年まで、素晴らしいアウトプットを出し続けてくれます。

しかし、この機能には限界があります。なぜか。抗ストレスホルモンの分泌が枯渇してしまうからです。決していつまでも続くものではないのです。

どのくらいで枯渇するかは、ストレス強度によります。たとえば、ボクシングのような極限のストレス状態では、3分程度です。大勢の前で行うプレゼンテーションを休憩なしで行う場合は3時間ほど、残業の連続といった慢性的な過重労働では1〜3年ほどで限界がやってきます。

これは、人間が燃え尽きるおおまかな目安として知っておくとよいでしょう。

どんなに頼もしくタフに見える部下でも、過重な労働環境が続けば、確実に疲弊し、燃え尽きてしまうのです。

適応障害を構成する3つの要素

その燃え尽き、つまり適応障害は、3つの要素に分けてとらえるようにしてください。

つまり、外から押し寄せてくるストレス＝職場環境（**外部要因**）、その人の感じ方や考え方という心理的要素（**内部要因**）、そして、そのストレスにさらされた期間（**時**

間要因）です。これらが、ケースごとにさまざまな比率で存在しています。

たとえば、性格や考え方に問題がなく、あるのは外部要因のストレスだけという部下がいたとします。こういうケースは、職場環境さえ改善されれば比較的早く改善します。

一方、いつまでもクヨクヨと考えこみ、ストレスの期間が長びく例では、自宅安静に入ってもなかなか適応障害が改善しません。

物理的に職場から離れても、感じ方や考え方である内部要因に問題があれば、心の中にいつまでも悩みを抱えてしまいます。心が休まらず、抑うつ、不安、不眠や食欲不振などの症状が続き、長引けば長引くほど時間要因が加わり、症状を悪化させていきます。

上司として考えていただきたいのは、これら3つの要素のいずれもが職場側に介入の余地があるということです。部下のメンタルヘルス不全に直面したとき、「困った」「どうしよう」などと感情的に反応してしまうのではなく、これら3つの要素に整理して考えれば、冷静に適応障害を理解することができます。

メンタルヘルスに支障をきたしているなと思う部下を見かけたら、まず「外部要因は何だろう」「内部要因は何だろう」「時間要因は何だろう」と考えてみてください。

具体的には「3要素ノート」をつけますが、これについては、のちほど述べます。

外部要因――職場環境

「3要素ノート」をつけるために、それぞれの要素についてさらに詳しく知っておく必要があります。まずは、外部要因から見ていきましょう。

適応障害の外部要因とは、上司と関係が悪化した、異動先に慣れない、セクハラを受けている、残業時間が月100時間を超えている、取引先とうまくいかないなど、職場環境で起きている具体的な問題を指します。

つまり、部下にとっての直接のストレス要因です。それは、単一のこともあれば複数のこともあります。

では、ビジネスの場では、具体的にどのような外部要因がストレスと感じられているのでしょうか。

2018年にチューリッヒ生命が20代から50代のビジネスパーソン1000人に行ったアンケート調査によりますと、全体の73・4パーセントの人が職場に何らかのストレスを感じていました。

その内訳は、1位が「上司との人間関係」（38・9パーセント）、2位が「同僚との人間関係」（29パーセント）、3位が「仕事の内容」（27・2パーセント）、以下「仕事の量が多い」「給与や福利厚生などの待遇面」でした。

上司にとって耳が痛いのは、「上司との人間関係」が1位であるということです。

これを「上司—部下」、つまり「従わせる者—従う者」という構造的な問題であると、とらえる向きもありますが、話はそう単純ではありません。

これは、上司への期待の表れであるとともに、その期待が裏切られた結果でもあるのです。それは、2018年に厚生労働省が行った「労働安全衛生調査」からうかがい知ることができます。

それによると、「ストレスを相談できる相手がいるか」の問いに対して、「いる」と答えた労働者（92・8パーセント）のうちの77・5パーセントが、その具体的な相手として「上司」を挙げているのです。これは、1位の「家族・友人」（79・6パーセント）に次ぐ2位でした。

このことは、上司が部下の相談相手として常に期待されていることを示しています。にもかかわらず、ストレス原因の1位が上司であるということは、部下のニードを受け止め切れていないということなのです。

部下のニードを受け止め切れていない実態は、職場の管理者側に行った、2012年発表の独立行政法人 労働政策研究・研修機構による「職場におけるメンタルヘルスケア対策に関する調査」からも、うかがい知ることができます。

その調査の中で、「メンタルヘルス不調者が現れる原因について、どのように考えているか」という質問に対して、67・7パーセントの上司が「本人の性格の問題」と答え、1位を占めました。

つまり、7割の上司が、部下のメンタルヘルス不全の原因を本人の性格（内部要因）に帰結させ、職場環境に問題があるとは見ていないのです。職場に問題があるにもかかわらず、上司から「お前が悪い」と言われるだけだったら、部下の気持ちは萎えてしまうでしょう。

あなたは上司として、このような現状を受け止め、本人の性格ではなく、外部環境に何か問題がないか、まず考えてみる必要があります。決して、「部下が悪い」と決めつけてはいけません。

さらには、外部要因の一つとして、上司であるあなた自身がストレス源になっていないか、よくよく振り返ってみる必要もあります。

内部要因――感じ方や考え方

内部要因とは、その人の内面である心のあり方としての問題です。ただし、これがあるだけで適応障害という病名がつくことはありません。あくまで、外部要因に対するストレス耐性の弱さから、日常生活に支障が生じたときにのみ注目の対象となります。

内部要因に問題がある場合、外からの見え方としては、緊張しやすい、ちょっとしたことに傷つく、すぐにカッとなる、仕事に興味がなさそう、コミュニケーションが下手、などとなります。

部下のこういう状態に接したら、その根底に何があるか、何がそれをもたらしているか、あなたは、いくつかの可能性を挙げられるようにするべきです。それが、次の4つになります。

①人格構造に問題がある

②性格に偏りがある

③考え方に問題がある
④結果的に心を病んでいる

①は、人格そのものが病的である場合で、統合失調症や躁うつ病、発達障害、人格障害などを含みます。病名まで挙げられるようになる必要は、もちろんありません。

①の特徴は、脳の病気であり、基本的には治らないということです。ただし、薬などで症状が良好にコントロールされている場合は就労が可能なので、そういう人があなたの部下になる可能性はあります。事実、統合失調症や躁うつ病を抱えながら就労している人は、たくさんいます。

その一方で、発達障害や人格障害の人の中には、病院に一度もかかったことのない人もいます。生きづらさを引きずりながらも、何とか社会に適応してきた人たちです。自分の人格構造に問題があることに気づかず働いていることさえあります。

②は、人格障害とまでは言えず、治療の必要もないけれど、多分にその傾向のある人です。いくつかの類型があり、行動様式に特徴があります。のちほど、詳しく述べます。

③は、ストレスを抱え込みやすい考え方の癖です。人の言ったことを気にしすぎる、

疑り深い、自己評価が低いなどです。①や②に付随する場合と、人格に病的なところはなく、単に考え方の問題である場合があります。

④は、もともとは健康で、人格や考え方に問題はないけれど、精神的なストレスが積み重なるうちに、正常な判断ができなくなるというものです。

典型的な適応障害を挙げるとすれば④ですが、人の心のあり方はさまざまであり、①～③のパターンが少ないかと言えば、決してそんなことはありません。

4つに分けて考える理由は、職場での対応の仕方に違いが出てくるからです。

①では、適応障害の発症から精神病の再発につながるかもしれず、早い時期に医療につなげる必要があります。

①と②では、人格構造に変化は期待できないので、その人なりにどう社会とつきあっていくかということがテーマとなります。これも、医療にゆだねるべき問題です。

③は、カウンセリングや社内教育によく反応するので、上司としておおいに介入すべきです。

④は、職場のストレス源を取り除けば、基本的には改善します。医療よりも、職場の調整力が重要になります。

このように4つの視点から考えれば、心を病んだ部下を見て、「部下の性格の問題」などという乱暴な決めつけは、しなくなるはずです。

時間要因——ストレスにさらされた期間

人間がストレスに対処できる能力には、時間的な限界があると述べました。この過程は、**「警告期」「抵抗期」「疲弊期」**という3段階に分けることができます。

「警告期」は、ストレスへの直面による緊張と高揚の時期で、抗ストレスホルモンの分泌スイッチが入る最初の段階です。

ショック相と**反ショック相**の二つに分けられ、前者は、直面したストレッサーにより一時的なショック状態に陥る時期、後者は、そのショック状態を脱して抗ストレスホルモンが作動し始める時期です。反ショック相で、先に述べたストレス対処の生物学的なメカニズムが働き、身体各所に図表2－1のような変化が起こります。

「抵抗期」に入ると、このメカニズムが安定的に機能し、生体のホメオスタシス（恒常性）を維持して、ストレスに対抗し続けます。

図表2-1 反ショック相で身体各所に起こる変化

身体の場所		変化
涙腺	➡	血管が収縮し、涙の分泌が減る
唾液腺	➡	唾液が減り、喉が渇く
胃腸の分泌腺	➡	胃液や腸液の分泌が減る
胃腸の運動	➡	動きが減り、便秘がちになる
気管の平滑筋	➡	ゆるんで気管内径が広がる
心臓のリズム	➡	心拍数が増えて動悸がする
心筋の収縮	➡	大きく収縮し、たっぷり血液を送る
末梢血管	➡	収縮し、血圧が上がる
汗腺	➡	汗をたくさんかく
立毛筋	➡	収縮し、鳥肌が立つ
膀胱、直腸の筋肉	➡	尿や便をためる
膀胱、肛門括約筋	➡	締まって、尿や便が出せない
脳、神経	➡	興奮する

しかし「疲弊期」に至ると、徐々に抗ストレスホルモンが枯渇し、それが機能しなくなっていきます。そうなると、自律神経が統制のバランスを失い、暴走を始めます。ちょっと動いただけで動悸がする、息苦しい、めまいがする、下痢になる、腹痛が続くなどです。

これが適応障害の身体症状です。

適応障害に見られる身体症状の重要さ

適応障害の症状には、**身体症**

図表2-2 適応障害の身体症状、心理症状、行動障害

1. 身体症状	不眠、睡眠リズムの障害、肩こり、頭痛、腰痛、めまい、たちくらみ、食欲不振、吐き気、嘔吐、腹痛、下痢、便秘、下痢と便秘の繰り返し、動悸、息苦しい、喉のつまり感、胸の締めつけ感、胸痛、倦怠感、疲れやすい、身体各所のしびれ、冷え性、のぼせ、異常発汗、皮膚のかゆみや湿疹、むくみ、咳、難聴、聴覚過敏、視覚過敏、失声、女性では月経不順、不正性器出血、月経前緊張症など
2. 心理症状	抑うつ、不安、イライラ、気力低下、意欲低下、集中力低下、自己卑下、過剰な罪悪感や劣等感、攻撃性、他罰傾向、記憶の低下、希死念慮など
3. 行動障害	遅刻や欠勤、拒食や過食、飲酒、暴力、喧嘩、無謀運転、自傷行為、自殺企図など

状、心理症状、行動障害の3つがあります（図表2－2参照）。

この中で特に注意していただきたいのが、身体症状です。なぜなら、頑固な頭痛や肩こり、心臓に異常のない動悸、吐き気、腹痛、便通異常、めまいなどの身体症状は、適応障害の初期症状として出やすいからです。

これらの症状は、それだけを見てもストレスの結果として起きているとは、なかなか考えづらいものばかりです。そのため、つい見過ごされてしまいます。

こうした症状を部下が持続して訴える場合は、**「もしかして、適応障害の初期兆候ではないか」**と、イメージしてみることが大切です。もちろん、ストレスとは関係のないことも多々あるでしょうが、もしそうであったとき、上司のその視点が、

その後の病状の進行を未然に防ぐ重要な起点になります。

時間の経過との関連で見て、**身体症状がほかの二つより先に出る**という視点は忘れないでください。さらに、身体症状に遅れて心の症状が加わり、最終的に行動の障害に至ります。

このプロセスを頭に入れておくと、適応障害の発症を早く的確にとらえることができます。

適応障害にかかりやすい性格と対応法

前著『もしかして、適応障害?』の中で、適応障害にかかりやすい性格傾向として、執着性格、タイプA行動性格、循環気質、回避性性格、実存クライシスの5つを挙げました。

ここでは、この5つに加え、メランコリー親和型性格、上司を悩ませる部下の共感性欠如に関連したHSP（Highly Sensitive Person）、自閉症スペクトラム、最後に、生産性に乏しい上司―部下関係に陥りがちな共依存について述べていきます。

①執着性格

上司の目に執着性格の部下がどのように映るかというと、多くの場合、「できる部下」「有能な人材」です。この上なく有能な部下で、頼りがいがあり、常に高い目標を掲げています。会議では熱い議論を惜しみません。ほかの誰よりも残業をして、家に仕事を持ち帰ることも、たびたびです。

判断の目安として、次の項目に注目してください。

- **几帳面**
- **完璧主義**
- **頼まれると断れない**
- **凝り性**

特に知っていただきたいのは、自分自身の身体感覚と心理感覚に無頓着であることです。前者を**失体感症**、後者を**失感情症**と言います。

これらにより、本当はつらいのにそれを自覚できず、「やらなければならない仕事だから」とばかり考えて、業務の完遂を目指そうとします。それは、歯を食いしばってストレス状況に身を浸し続けるということであり、心と身体の変調に気づいたころには、相当に適応障害が進行しています。

つまり、「できる部下」「有能な人材」を前にしたとき、あなたが認識すべきは、その行動と態度がいつまでも続くとは限らないということです。

人間のエネルギーには限界があると述べました。特に、執着性格の人のエネルギーの枯渇は、突然やってくるように見えます。

実際には、彼（彼女）の内面で、疲労や倦怠、意欲や気力の低下といったことが相当前から進行しているのですが、それを自覚しないので、訴えることがありません。気づいていても、隠そうとします。

そのため、はた目には、先週まで元気に仕事をしていたのに急に様子がおかしくなった、などと映ります。

多くの場合、そこから回復することは難しく、適応障害の坂を勢いよく転がっていきます。そうなってはじめて、彼（彼女）らは、「もう頑張れない」「仕事が手につかない」「急に自分に自信がなくなった」と訴えるのです。これが、**燃え尽き症候群**です。

あなたが上司として行うことは、部下のエネルギーには限界があると理解し、彼（彼女）らが元気なうちから、そのことに気づくよう仕向けていくことです。

具体的には、**声かけ、見守り**です。

「体調はどうだ?」「最近、顔色がすぐれないぞ」といった気遣いの言葉によって、時に彼（彼女）らは、はっと我に返ります。

タスクがいたずらに過剰にならないために、早く帰宅するよう指示することも大切です。執着性格の人は、促さない限り仕事の手を止めようとしません。

あなたは、心と身体の変調を部下自らが自覚できるように指導していきます。そうすれば、彼（彼女）らは高いパフォーマンスを安定的に続けることができるようになるでしょう。

②メランコリー親和型性格

メランコリー親和型性格は、執着性格と似ています。

几帳面、完璧主義といったところは同じですが、執着性格が自己の達成欲求を満たすことに重きを置くのに対して、メランコリー親和型性格では、「自分より会社のため」という**自己犠牲的精神**が強くなります。また、融通が利かない、一定の秩序が保たれた中でないとパフォーマンスが出ないといった特徴もあります。

生真面目で物静か。執着性格が陽なら、こちらは陰です。適応障害を起こしたときには、抑うつが強く出るタイプです。

上司の目には、協調性の高い、周囲への気遣いがよくできる、どんな指示にも文句ひとつ言わずに従ってくれる従順な部下として映ります。一定の業務を淡々とこなす作業において高いパフォーマンスを示し、日本人に多いタイプと言われています。

注意すべきは、**変化に弱い**ことです。

異動や転勤、昇進といったことがきっかけで、抑うつが発症します。また、叱られても反論しないので、ハラスメントの対象になりやすい傾向があります。

イレギュラーな仕事を頻繁に振っていると、最初は頑張ってやってくれますが、やがて手にあまってこなせなくなります。それでも、不満を全面に押し出すことはありません。「会社のため」「家族のため」「自分さえ我慢すれば」と考え、自分に鞭打ち、業務の遂行に身を削り、やがて心を病んでいきます。

上司としては、積極的に胸襟を開いて話をし、よき相談相手、理解者になるよう努めます。根が素直なので、良好な人間関係さえ構築できれば、孤立や孤独を味わわせることなく、高いパフォーマンスを維持することができるでしょう。

なお、配置転換や異動においては、その適応能力の低さを念頭に置き、慎重に考えるべきです。

③タイプA行動性格

向上心が強く、積極性と野心に満ちあふれています。次の項目を参考にしてください。

- **せっかち**
- **怒りっぽい**
- **競争心が強い**
- **早口でよくしゃべる**

上司にありがちな性格傾向でもあり、あなたは、「え、自分のこと?」と思われたかもしれません。

いわゆる「やり手」「ワンマン」と言われるタイプです。社会的な成功を得やすい反面、感情的になりやすく、人間関係のトラブルを抱えがちです。職場のストレスメーカーになりやすいタイプでもあります。

その根底には、自尊心が傷つけられることへの恐れがあります。「本当は弱い自分」を心の片隅で自覚しており、そういう自分を他人に気づかれたくないがために怒りの感情で武装します。そのため、すぐにカッとなります。

攻撃性や野心という鎧で身を固めてはいますが、内心では自己評価が低く、いくら頑張っても満たされることがありません。

失感情症、失体感症、過剰適応をともなった仕事人間であるという点では、執着性格と似ています。

しかし、執着性格では攻撃が自分に向くのに対して、タイプA行動性格では他者に向かいます。他者を攻撃することで、自分を守ろうとするのです。その防衛本能ゆえに、直面したストレスを過大評価し、現実以上に危機的状況ととらえて、過激な対処にもなりがちです。

知っておいていただきたいのは、タイプA行動性格では、そうしたストレスの行き着く先が、**身体病の発症につながりやすい**ということです。

具体的には、狭心症、心筋梗塞、脳梗塞、脳内出血など循環器系の異常です。自律神経の持続的な緊張、脳の過興奮の結果、高血圧、不整脈、不眠、動悸、耳鳴り、頭痛、のぼせ、目の充血、口が苦い、口が乾くなどが起こり、やがては血管の形態的な変化につながります。

あなた自身がタイプA行動性格であるなら、そうした身体の変調になおさら敏感であるべきです。そして、部下に対しては、定期健康診断をしっかり受けるよう指示し、日ごろの血圧や睡眠にも注意を払うよう指導してください。会社として、健康に関する教育セミナーを開催するのも啓発につながるでしょう。

④循環気質

これも、日本人に多い性格傾向です。仕事に対して意欲的で、次の特徴を持ちます。

- **快活、明朗**
- **社交的**
- **気分屋**

特に、最後の「気分屋」が特徴的です。普段、意欲に満ちていても、上司や同僚のちょっとした一言で突然やる気を失います。そのため、一定のパフォーマンスが長続きしません。

循環気質の人にとって、最も重要なのは**他者からの評価**です。常に周囲からどう思われているかを気にし、自分に自信がありません。寂しがり屋なのです。

ポジティブな評価が続けば、それをエネルギーに意欲的に仕事に取り組むことができます。しかし、ネガティブな評価は受け入れることができません。些細な言動にすぐにカッとなってすねてみたり、上司からの忠告を素直に聞けずに落ち込んだりします。あなたの目には、扱いづらい部下として映ることでしょう。

循環気質の部下に対しては、何よりも話を聞いてあげることです。そうすることで、「私は常にあなたに関心を向けているよ」というメッセージを送ります。発言に対しては、できるだけすぐに反応するようにします。興に乗ると、自分のペースで延々としゃべり続けますが、無理に遮ったりせず、我慢強くつきあいながら軌道修正をするようにしてください。

評価されることを重要視しているので、積極的にほめるようにしましょう。少々乱暴な言い方になりますが、「おだてて木に登らせる」というイメージです。

気分の変動があるので、高揚しているときは、あえて余力を残して1日を終えるよう指導します。「徹夜をしても平気だ」「もっとやれる」といった気分になっているときでも、それは溜まっている疲労に気づかないだけで、必ず後から落ち込みの波がくると話をして、自制させるようにしてください。

無理に頑張らず、冷静に判断して、仕事をセーブさせることが重要です。

⑤回避性性格

とにかく、傷つくことを恐れます。そのため、自分が劣っていると思える点を隠そうとし、それを知られたくないがために濃密な人間関係の構築を避けます。

ささいな一言でも自分の存在を全否定されたかのようなダメージを味わい、いつまでも消えません。ずっと根に持ちます。失敗や恥をかきたくないのでチャレンジしようとせず、現状のポジションに甘んじます。その特徴は、次の通りです。

- **弱気**
- **控え目**
- **向上心に乏しい**
- **消極的**

失敗や恥を恐れるメンタリティは、思春期に顕著です。そのため、若年であればあるほど回避傾向が色濃く出ます。新入社員が、「先輩が教えてくれない」「上司から叱られた」と言って会社に来なくなるのは、この例でよく見られます。

傷つくことを恐れる一方で、根拠のない理想像を持ちます。何の経験の裏打ちもないのに、「自分はできる人間だ」などと妄想し、できていない点を指摘されると、ひどく感情的になります。それでも反省して自らを修正できればよいのですが、それよりも「指摘したあなたが間違っている」という解釈になりがちで、より他罰的、攻撃的になります。

こういうプライドの高さは、結局のところ**自己評価の低さ**です。実績に裏打ちされた自信があれば、上司や先輩からの苦言は忠告として冷静に受け取ることができます。そこから、正しい方向に自らを修正していくことができますが、回避性性格の人では感情的になるばかりです。結果、職場にうまく適応できず、休みが長引き、退職、転職を繰り返すことになります。

上司として、これをどうとらえるかです。

「できない部下」と決めつけるより、まだ人として成長しきっていない、未熟なメンタリティと、とらえるのがよいでしょう。若い部下では、特にそうすることが大切です。親のような気持ちになって、温かく見守り成長を促します。

成長にとって一番大切なことは、体験です。勉強や知識より、身体で覚えることで物事の正しい判断ができるようになります。

長い目で見つつ、失敗も寛容に受け止め、丁寧に指導してあげてください。その丁寧さ、親身さこそが、回避性性格の人にとっては大きな力になります。過重なタスクは与えず、できないことを責めるより、できていることをほめてください。時間をかけ、スキルが上がってきたら、それに合わせた適度のタスクを与えます。

そういう中で、やるべきことをやることの重要さ、忍耐力を獲得していきます。こうした対応が功を奏すれば、若い部下ならあなたに一生感謝するでしょう。半面、成功体験のないまま年齢が進んでしまうと、過大な理想像、プライドばかりが高まり、結果、扱いづらい、使えない部下になってしまいます。

とはいえ、「スキルの低い部下にかかりっきりになれるほど暇じゃない」と言われそうです。

たしかに、こういう部下に、上司としてどのくらい介入していくかは悩ましいところです。割ける時間と労力には、限界があります。

一人の人間のミスの連続、感情的な反応の連続は、チームや部署全体のパフォーマンスの低下につながりかねません。部下同士の人間関係に齟齬を生じることもあります。そういう場合は、早めに医療スタッフ、産業医に下駄を預け、外部のカウンセリングや医療機関の助言を得るようにするのが得策でしょう。

ただ、上司として一つ肝に銘じておくべきは、アウトプットだけを見て「できない部下」を排除していく姿勢は、控えるべきです。

組織の機能、上司の役割として、人を育てるという意識は大切です。職場は人格育成の場ではありませんが、人材を育てることもまた重要な投資であり、組織の将来につながるのだということを知っておいてください。

⑥実存クライシス

実存クライシスは、聞き慣れない言葉かもしれません。しかし、誰でも必ず一度は考えたことのある問題です。

実存クライシスとは、「なんで生まれてきたんだろう?」「生きている意味は何?」「何のためにこの仕事をしているのだろう?」といった、自己の存在そのものに危機感を抱くことです。

この問題に押しつぶされ、自らの命を絶った若者は、時代を問わず相当数います。とはいえ、若い人だけの問題でもなく、人は人生の節目節目において、人生に疑問を持つものです。実存の問題は、生きている限り突きつけられる、自己の存在意義を問われる一大テーマと言えます。

実存クライシスが若い人に多い理由は、その若さゆえに自己実現がなされていないからです。

これは、当たり前といえば当たり前の話です。「自分はこれをするために生まれてきた」「人生の意味が見つかった」などというのは、年を重ねるごとに経験を通じて得られるもので、若いころに到達できる心境ではありません。ゆえに、職場においても、入社して3年から5年を経過したころ、この問題に突き当たります。

夢と希望を持って入社し、がむしゃらに頑張ってスキルを吸収している最中では考えもしませんが、ある程度一人前になり、周囲の状況を見渡せるようになると、ふと、立ち止まって考えるのです。

「自分の人生、これでいいのだろうか」

「これが自分のやりたかったことなのだろうか」

積極的に志望した会社ではなかったり、「みんなも働くから」など、主体的な動機のないまま社会に出た場合には、なおさらです。

実存クライシスは、その疑問が深刻であればあるほど、適応障害の原因になります。困難なタスクや人間関係のストレスに突き当たり、克服できずに苦しんでいるような状況で、明確に起きてきます。

上司であるあなたも、若いころを思い返せば、そういうときがあったでしょう。しかし、競争に打ち勝ち自己実現を果たし、今の地位を手に入れた現在では、もうそんなことは忘れてしまっているかもしれません。そうであるなら、仕事や人生の意味に悩んでいる部下の心をすぐに理解するのは、難しいでしょう。

ゆえに、実存的な問題に突き当たっている部下を前にしたときは、上司と部下という立ち位置の違いを、まず考えてみる必要があります。

そして、自身の過去を思い返し、部下の立ち位置まで下りていってください。「自分も若いころは同じだった」「その気持ち、わかるよ」といった言葉で共感を伝えることが、部下にとって大きなアドバイスとなります。

実存クライシスを切り抜けた人は、一回り大きくなります。迷いがなくなり、仕事に腰が据わり、明確な目標とやりがいを持ちます。それが自己実現へと至ったあかつきには、人生の危機から救ってくれた上司として、あなたは部下にとって忘れられない人になるでしょう。そのくらい、実存の問題は大きいのです。

⑦ＨＳＰ（Highly Sensitive Person）

あなたの目の前にいる部下が、内部要因に問題を抱えていたとします。そういう人が、すべて精神医学的な診断を下されているかというと、そんなことはありません。

生きづらさを抱えながらも病院にかかることなく、通常の学校教育を受け、進級、進学し、入社試験に合格してあなたの前にいる。そういう例は珍しくありません。

そういう人は、社会生活に破たんをきたしていないまでも、その特殊な感受性から、周囲とのコミュニケーションに多大な問題を抱えて生きています。そういう人が組織に組み込まれたとき、協調性のなさ、共感性のなさゆえに傷つき、さらには周囲をも巻き込んでトラブルの種になってしまいます。その一つが、HSPです。

じつは、これは医学用語ではなく、アメリカの心理学者アーロンによって提唱された概念です。生得的に感覚処理に関する感受性が鋭く、ささいな感覚刺激に過敏に反応してしまう人を指します。

抑うつ、不安、自己肯定感の低さ、否定的感情、疎外感、ストレス耐性の低さなどと関連があると考えられています。また、音や光とともに、他者の情動にも過敏に反応し、傷つきやすい、考えすぎる、落ち込みや不安を引きずる、悩みやすい、自信が持てないといった傾向があります。

医学用語とならない理由は、感覚の過敏性のみをもって一疾患単位、性格傾向とするには無理があるからです。感覚の過敏は、うつ病や不安症、発達障害などの疾患でも認められるものであり、感覚過敏だけを治療の対象とするものではありません。

よって、ＨＳＰは、多岐にわたる疾患の個別症状ととらえるのが妥当なのです。

とはいえ、日常生活で感覚の過敏はわかりやすい症状であり、しばしば直接のストレス要因となるので、この状態を手がかりにして精神疾患が明らかになることもあります。その意味で知っておくとよいでしょう。

⑧自閉症スペクトラム

これも、医療の手をすり抜けて、部下としてあなたの前にいる可能性があります。

以前は、広汎性発達障害、アスペルガー症候群など、複数の発達障害に分かれていましたが、各々の疾患の境界が曖昧なため、診断に苦慮していました。これらは、たとえ診断を下せたとしても、治療という面ではさほど違いがありません。

よって、分けて考えるより、少し形は違っているけれども一つの大枠の疾患としてとらえたほうが現実的であるという結論に至りました。

それで、２０１３年のアメリカ精神医学会の分類（ＤＳＭ―５）において、すべてを含めて自閉症スペクトラムと名づけられたのです。次のような特徴を持ちます。

・人とのコミュニケーションがうまく取れない

・**行動や会話にこだわりが見られる**
・**興味が限定している**
・**さまざまな感覚刺激に対して敏感である**

知的能力の低下や発達の遅延が認められないため、学業で滞ることはなく、一般企業に就職する人もたくさんいます。

そういう人では、会社という集団生活の場で、人と上手に関わり合うことができません。うまく会話が成り立たない、会話や文章の行間の意味が汲み取れない、目を合わせられない、業務によってできることとできないことが極端であるといったことが起こります。共感性が低いので、同僚との関係は希薄です。

自閉症スペクトラムと思われる部下にどう対処するかは、難しいところです。というのも、その特徴が、人によってさまざまで、粘り強い教育や指導によって改善する例もあれば、それがまったくの徒労に終わる例もあるからです。

最も避けなければならないのは、「この部下は自閉症っぽいから」などと色めがねで見て、はじめから教育や指導をせず、遠ざけてしまうことです。

自閉症スペクトラムの人は、幅広く仕事をこなすことはできませんが、ごくせまい領域のことであれば、非常に高い能力を発揮する可能性を持っています。医務室と連携し、診断を受けるようすすめ、あくまで適材適所を考え、その人の能力の生きる仕事の在り方を模索してあげるべきです。

⑨共依存

嗜癖問題の中で明るみになった概念で、日本では1980年代初頭から共依存という言葉が使われるようになりました。

典型的な例は、アルコール依存症者と配偶者の関係で語られ、働かずに飲んだくれている夫と、それを「この人はきっとよくなってくれる、それまでは私が頑張るんだ」とけなげに支える妻の構図です。妻の頑張りが、夫のアルコール依存を続けさせる結果となっています。夫は妻に、妻は夫の世話に依存し、終わることがありません。

共依存は、形を変えていろいろな場面に表れます。職場においてもしかりです。丁寧に指導してくれる上司とダメな部下、できる秘書とワンマン社長、カリスマ社長と言いなり部下などの関係に見られます。

これらは、一見「できる」と「ダメ」が噛み合って、いいコンビのように見えます。しかし、「できる」側が「ダメ」な側の「ダメ」を助長し、改善されないまま続きます。

ダメな部下はいつまでダメなまま、ワンマン社長は秘書なしには力を発揮できず、言いなり部下は自分で物事を決められないままです。

これでは、組織の生産性にかかわってきます。こうした関係を見つけたら、あなたは両者を呼び出し、問題点を自覚させる必要があります。そして、「できる」側の世話焼きを止めてもらいます。この関係を終わらせるには、それしか方法がありません。終わらせない限り、「ダメ」な側の成長は見込めないのです。

適応障害の背景としての「生きがい喪失」

厚生労働省の統計によると、2018年の自殺者数は2万840人で、対前年比2・3パーセント減と、9年連続の減少となっています。これ自体は喜ばしいことですが、原因別に見ると、この減少に寄与しているのは「健康問題」であり、残念ながら「勤務問題」ではありません。「勤務問題」は過去10年以上にわたり、横ばいが続いています。

その背景に目を向けると、わが国のビジネス現場で起こっているさまざまな綻びが透けて見えてきます。つまり、若者における会社への帰属意識の低下、そこからくる世代間の意識の格差、団塊世代の定年にともなう専門技術の衰退、企業活動のグローバル化、非正規雇用の増加などです。

これらは、少子化や産業構造の変化にともなう問題ですが、それとともに、いつまでも変わらない、人間心理の根源に横たわる問題が一方にあります。それが「勤務問題」に関与しています。**生きがいの喪失**です。

内閣府の統計資料「働く人の意識と就業行動」によると、「働く目的」の第1位は「お金を得るため」で、第2位が「生きがいを見つけるため」です。

別の調査でも、仕事をする目的として、16歳から29歳までは「収入を得るため」が84・6パーセントで1位、「仕事を通して達成感や生きがいを得るため」が15・8パーセントで2位でした。

ここで興味深いのは、両者の年齢にともなう比率の変化です。「お金を得るため」と答えた人は30代をピークにその後減少に転じ、一方「生きがいを見つけるため」が入れ替わるようにして、60代まで右肩上がりに上昇していきます。

これらの結果からもわかるように、「生きがい」というのは全年齢を通じて仕事を行うモチベーションとして、大きな意味を持つのです。

ところが、その「生きがい」が、ビジネスの現場において必ずしも担保されていない現実があります。

事業体は、規模が大きくなればなるほど業務が細分化され、自分が何のためにその仕事をしているのかわからなくなります。そのため、「働く意味がわからない」「いくら頑張っても上司は認めてくれない」「本当にやりたいことは、こんなことじゃない」といった不満と不安を抱くようになります。

また、職場に直接の原因がなくても、家族の不幸、恋人との別れ、金銭的なトラブルなど、生きがいを喪失させうる問題が生じると、それは当然、仕事のモチベーションに影響してきます。

生きがいを喪失した部下にどう対応するかは、難しい問題です。死の可能性さえあるので、慎重であらねばなりません。

若い人への対処はすでに述べましたが、ある程度年齢を重ねた人には、別の対応が必要です。

壮年者が生きがいを喪失するきっかけは、昇進レースから脱落した、長年携わってきた開発がとん挫した、左遷された、などです。それは、今まで生きてきたその人の人生を全否定することになりかねません。

あなたは、この点をケアする必要があります。つまり、「あなたのやってきたことで、会社はとても助かっている」「あなたの作り出したものは、多くの人の役に立っている」など語りかけるようにします。

過去の仕事への意味づけは、きれい事のように聞こえるかもしれませんが、その人の実存を確かなものにする重要な要素です。決して否定せず、評価に徹します。「現実を受け入れよ」と迫ることも重要ですが、それまでの成果には十分な意味を与えます。これがしっかりできれば、部下を適応障害から守ることができます。

実存の問題が、適応障害の根底に核心として存在するということを、あなたはおおいに認識しておくべきです。

適応障害にともないやすい心身症

適応障害には、併発しやすい疾患群として**心身症**があります。それは、身体症状がメインのため、心の問題とは関係がないように見えるかもしれません。また、症状の出方が突然だったり曖昧だったりするので、仮病と疑ってしまうこともあります。

しかし、根底には心理的なストレスが関係しており、ストレスの臓器相関の中で発症してきます。

心理的なストレスが身体に表現されることを、**身体化**と言います。

身体化症状は、検査をして異常が出るものばかりでないため、周囲にはなかなか理解されません。ここでは、そうした疾患について述べていきます。

心身症とは、日本心身医学会によると「身体疾患の中で、その発症や経過に心理社会的因子が密接に関与し、器質的ないし機能的障害が認められる病態をいう。ただし神経症やうつ病など、ほかの精神障害にともなう身体症状は除外する」と定義されています。その病態は、循環器系、呼吸器系、消化器系、神経系、泌尿器系など、あらゆる領域に現れます。

非常にたくさんの疾患がここに含まれますので、二つのグループに分けて考えるとよいでしょう。

一つは、CTやMRI、内視鏡などの検査で形態的な異常が認められるもの、もう一つは認められないものです。具体的には、図表2-3のようになります。

図表の①に挙げた疾患を見て、「え、心筋梗塞も?」などと疑問に思われたことでしょう。もちろん、その原因は冠動脈閉塞という心筋の酸素不足により胸痛発作が起

図表2-3　適応障害にともなう心身症

①検査で異常が認められる	気管支喘息、慢性閉塞性肺疾患、高血圧、狭心症、心筋梗塞、胃潰瘍、十二指腸潰瘍、潰瘍性大腸炎、甲状腺機能亢進症、糖尿病、片頭痛、アトピー性皮膚炎、慢性関節リウマチなど
②検査で異常が認められない	過換気症候群、過敏性腸症候群、心因性嘔吐症、神経性食欲不振症、神経性過食症、慢性頭痛、心因性難聴、心因性失声症など

こる病気ですが、「タイプA行動性格」ですでに述べたように、そこに至る長い経過の中に何らかのストレスが関与している可能性があります。

①の疾患群は、ストレスが関与しているとはいえ、身体的な原因がはっきりしているので、循環器科や呼吸器科など、身体科で治療します。その背景にある心因が、病変部位の治療の俎上にのぼることはありません。

一方、②に掲げた疾患群は、どんな検査をしても異常が認められないので、身体科では治療の仕様がありません。精神科や心療内科で、身体症状とともに、背景因子であるストレスをケアすることが治療になります。

部下が、①や②の疾患であると医師から診断されたとき、上司として注意すべきことがあります。

それは、①の疾患群であっても、ストレスと関連づけて考えてみるという視点です。胃潰瘍や狭心症であっても、日々の仕事のストレスの中にその原因が潜んでいるかもしれません。

さらに、どちらの疾患も、たとえ治癒して復職してきたとしても、同じストレスにさらされれば容易に再発します。再発したら、さらに病状を悪化させます。その点を考慮し、ストレス過多にならないよう、部下の勤怠、行動にはくれぐれも目を光らせておかなければなりません。

特に②については、職場環境に直接的な原因が存在しているかもしれないので、①以上に注意が必要です。その場合は、このあとに述べる3要素ノートを改めて書いてみるなど、ストレス源の洗い出しを行わなければなりません。

では、②の疾患群について一つひとつ見ていきましょう。

適応障害にともないやすい機能性疾患

②の疾患群は、適応障害の症状そのものと言ってもいいでしょう。「適応障害」という言葉は、「ストレスによって心身の変調をきたした」という大枠の概念であり、その個別の症状が②であるというとらえ方をしても、差し支えありません。

まず、**過換気症候群**です。

長期にわたって心労が重なり、その結果、突然、胸に圧迫感を覚え息が苦しくなります。「空気が足りない」という感覚に陥り、それを補おうとして頻呼吸になります。頻呼吸が続くと血液中の酸素の濃度が上がり、二酸化炭素の濃度が下がります。

肺から取り込まれた酸素はヘモグロビンと結びついて全身の細胞に送られますが、その際、二酸化炭素が細胞への酸素の引き渡しに重要な役割りを果たしています。この二酸化炭素が足りないと細胞に酸素が供給されず、酸欠に陥ってしまうのです。

その結果、手足のしびれ、めまいがする、頭がぼーっとする、だるい、筋肉がこわばるといった症状が出ます。それらの身体変化がさらに恐怖を催させ、過呼吸が悪化するという悪循環に陥ります。若い女性に多い症状です。

部下が過換気症候群になったら、まず、横になって安静にさせ、背中をさするなどして「大丈夫だよ」と声をかけます。症状が劇的なので、あなた自身があわてないようにすることが大切です。ゆっくり息をするよう言って聞かせ、すみやかに医務室に収容します。なかなか収まらなければ、救急車を要請します。

以前は紙袋を口に当てて呼吸させるという方法が応急的に取られていましたが、窒息死する事例があったので、現在では医療者以外が行うことは推奨されていません。

次に、**過敏性腸症候群**です。

体質的に腸の機能の弱さが元々あります。小学生のころから、学校に行こうとすると下痢をしてトイレから出られない、といったエピソードを持っている傾向があります。

症状から、**下痢型、便秘型、下痢と便秘の交替型**の3つのタイプに分けられます。腹痛はどのタイプにも共通しており、差し込むような急激な痛みであったり、長く続く鈍痛であったりします。痛む場所は一定しません。

職場での人間関係、仕事のトラブル、プレゼンテーションなどを機に症状が悪化します。トイレに駆け込まずにはいられないという事態も、たびたびです。会議の場などで「おなかが痛くなったらどうしよう」と予期不安が起こり、そういう場所を恐れたり避けたりするようになります。繊細で几帳面な人に多く見られます。

過敏性腸症候群では、過換気症候群のような急性の発作を起こすことはありません。会議やプレゼンテーションの前におなかの不調を訴えることを上司が事前に把握していることもよくあります。そういう場合は、過剰な心理的負担にならないよう、「自分がついているから大丈夫」という態度で前もって接するとよいでしょう。

心因性嘔吐症は実際には吐くことは少なく、嘔気であることがほとんどです。

通勤電車に乗る、苦手な人と接する、仕事の始まる月曜日の朝といった、これからストレスに直面するという段階で症状を呈してきます。突発的なストレスではなく、仕事そのものがつらいといった慢性的なストレス状態で起きます。また、長期間にわたり続く傾向があります。

対症療法としては、出勤前に制吐剤を服用するといった方法が取られます。より根本的には、ストレスが何かを明確にして、できるだけそれを遠ざけることです。ストレス源が見えにくい場合は、詳細な聞き取りが必要です。

また、「人前で吐いたらどうしよう」などと予期不安が悪化の要因になりますが、実際に吐くことはないので、「吐くことはないのだ」という確信をいかに与えられるかが、改善のポイントになります。

ただ、こういう言葉がけは医学的な根拠をもって行わないと説得力がないので、長期の吐き気を訴える部下には、早めに医療機関の受診をすすめます。

神経性食欲不振症は、圧倒的に女性に多い疾患です。根本には「やせたい」願望と過剰なダイエットがあります。体重の減少とともに、身体と認知の機能に異常が生じ、重症化すると命の危険さえあります。

また、職場のストレスが直接の原因になることもあります。特に、過去に神経性食欲不振症だった経験のある女性社員では、些細なストレスが引き金になって再発したという例があります。

神経性過食症は、神経性食欲不振症における「我慢して食べない」のリバウンドとして起こる場合と、何らかのストレスに対する発散行動として起こる場合があります。適応障害の文脈では、後者のほうがより問題となります。

ストレスにより被った怒り、不安、不満といった感情を、食べることによって軽減しようとしているので、過食行動を単純に止めることはできません。止めると、別の形、たとえば腹痛、脱毛、抜毛、爪噛みなどの症状が出てきます。

無心になってやけ食いし、そのあとではっと我に返り、後悔しながら吐くという行動がパターン化されがちです。その後悔が、次の行動の抑止力になるということは、一般的にはありません。

やはり、女性に多く、ストレス発散と癖という二つの側面があるため、難治化しやすい傾向にあります。

慢性頭痛も、ストレス性である場合は鎮痛薬が効かず、難治化しやすいです。また、天気が悪い、低気圧が近づいている、梅雨時といった環境要因に左右される要素もあります。

心因性難聴と**心因性失声症**は、上司から怒鳴られた、同僚から嫌がらせを受けたといった明確なストレス要因によって引き起こされることの多い疾患です。

その症状から、まず耳鼻科を受診しますが、異常は指摘されません。比較的短期間で改善する例が多いのですが、中には年単位で長引くこともあります。仕事に多大な支障をきたす場合は診断書を提出し、いったん仕事から離れることになります。

これらの疾患は、検査で異常が認められないことと、会議やプレゼンテーションなど、業務上のタスクを回避するように症状が出現するため、「たるんでいる」「根性がない」「逃げている」などの偏見にさらされることがあります。上司としても、つい「やっかいな部下」「使えない部下」という色眼鏡で見てしまいがちになります。

しかし本人は、決して意図的にそうしているわけではなく、また、それを逃げる口実にしているわけでもないので、その心情を汲んであげるようにしてください。医学的に治療は可能なので、上司は早めに医療に橋渡しをして、職場においてはできるだけストレス源を減らす配慮をしてください。

「3要因ノート」をつける

ここまで読み進め、あなたは、メンタルヘルス不全に陥った部下を前に「どうすればいいのだろう」「困った」と迷い立ちすくむことは、なくなったはずです。何もできず、結果的に放置することになってしまったり、誤った価値観を押しつけて部下を追い込むことの愚かさに気づいたはずです。

ここでは、それを具体的な形にする「3要因ノート」の記入例を挙げておきます（図表2－4参照）。

このノートの作成は、メンタルヘルス不全者が発生したなと思ったときに、最初に取りかかるべき仕事です。これを医務室、産業医、人事担当者と共有し、できれば部

図表2-4　3要因ノート 例①「初期症状」

名前	山○高○
性別	男性
年齢	34歳
状態	・仕事のミスが多発している ・口数が減った ・顔色が悪い
いつから	3ヶ月ほど前
勤怠	ここ半年の残業80時間／月
外部要因	・会社の合併にともない業務量が増えている ・残業時間の持続的な増加 ・他人の業務も引き受けてやっている ・彼にしかできない業務がある
内部要因	・黙々と仕事をする ・不満そうな顔をすることもあるが、断りはしない ・気持ちにゆとりがない ・真面目すぎるところがある
時間要因	・頭痛が続いているようで、ときおり薬を飲んでいる ・顔色が青白い ・単純な計算ミスをすることが増えた

下のメンタルヘルス不全の経過中も、折にふれ、記録するようにします。

そうすることで、部下に対する客観的な視点を持ち続け、共有する情報の精度を上げることができます。

ただ、このノートの作成にあてる時間には、限りがあります。内容としては、上の図表程度でかまいません。あとで検証すれば間違っていることもあるかもしれませんが、記入する時点においてどう見えているかが大切なので、見えたままを正直に書くようにしてください。

図表2-5　3要因ノート 例②「経過観察」

外部要因	・会社の合併にともない業務量が増えている ・残業時間の持続的な増加 ・他人の業務も引き受けてやっている ・彼にしかできない業務がある
	○月×日　海外事業でトラブルがあり、案件が増えた ○月△日　退職予定者が一人出て、その人の仕事も引き受けざるを得ない
内部要因	・黙々と仕事をする ・不満そうな顔をすることもあるが、断りはしない ・気持ちにゆとりがない ・真面目すぎるところがある
	△月□日　弱音を吐かない一面が強く出ている ×月○日　早く帰るように声をかけたが、拒否した
時間要因	・頭痛が続いているようで、ときおり薬を飲んでいる ・顔色が青白い ・単純な計算ミスをすることが増えた
	□月○日　肩こりや腰痛を訴える頻度が増えた ×月△日　些細なことで部下を怒鳴ることがあった。周囲から「怖い」と言われることが増えた ×月○日　無断欠勤をした

　繰り返しますが、自分の価値観や感情を持ち込んではいけません。

「3要因ノート」は、医務室や産業医と共有する資料にもなります。

　産業医の判断で「しばらくこのまま様子を見ましょう」となった場合、メンタルヘルス不全者の最寄りにいるあなたが、引き続き経過観察をしていくことになります。日々の状態を克明に記す必要はありませんが、気になることがあったときには記入するか、週に一度は記入するなどの決め事を作り、継続性を維持するようにしてください（図表2－5参照）。

「内部要因」は人格に関することなので、いったん記入すれば、さほど付け加えることはないでしょう。新たな一面が垣間見えたときや、特徴的と思えるエピソードがあったときに書き加えるようにしてください。

「外部要因」と「時間要因」は、両者を突き合わせることで原因や悪化要因の正確な特定に役立ちます。

第3章

職場で起こる さまざまな問題

この章では、現実の社会でどのようなケースが起こっているか見ていきましょう。

過重労働に陥りやすい執着性格 事例①

Bさん　36歳　男性　独身　ゲーム開発会社

職場の問題

Bさんは、大手のゲームメーカーに勤務していたところを3年前にヘッドハンティングされて、現在の会社に転職しました。

性格は真面目ですが、仕事に没頭するタイプではありません。休日には海に出かけ、仲間とサーフィンを楽しむといった一面があります。

仕事は恒常的に忙しく、ここ1年ほど、ルーティンの開発業務に加え、クレーム対応、既存ゲームのバージョンアップなど、複数の業務をなし崩し的に抱え込んでいます。残業は1ヶ月あたり60時間を超え、帰宅が深夜に及ぶこともあります。休日出勤もたびたびで、海に出かける機会はすっかり減ってしまいました。同僚との関係に問題はなく、上司も彼を信頼しています。

この上司は、いわゆる「切れ者」と言われるタイプです。物事を客観的にとらえ、指示も的確です。しかし、部下のアウトプットに問題があると、理詰めで追い詰めてきます。それに対してもBさんは負けてはおらず、必死に食い下がる光景がミーティングのたびに見られました。

そんなBさんに変化が見られ始めたのは、1ヶ月あたり100時間に迫る残業が半年ほど続いたころのことでした。ミスの増加に気づいた上司はBさんを呼び出しましたが、そこで話し合われたのはミスのことだけで、体調についての言及はなかったのです。

上司の指摘にBさんは自分を奮い立たせようとしましたが、いくら頑張っても、以前のように気力も体力もついてきません。やがて、休日も起き上がることができなくなりました。それでも、上司はアウトプットのことしか言いません。とうとうBさんは出社できなくなり、メンタルクリニックを受診したのです。

対応のポイント

Bさんは、執着性格と言えます。それでも、趣味や仲間と交流するゆとりはあり、公私のバランスは取れていました。それが、仕事の重圧が強まるにつれミスを連発するようになり、家から出ることさえままならなくなったのです。

その背景には、仕事への熱意、責任感といった内部要因と、業務の過重な負荷、上司のプレッシャーという外部要因がありました。それが、時間経過（時間要因）の中で、症状を悪化させていったのです。

ここで注目していただきたいのは、公私のバランスが取れていたBさんなのに、病状が悪化するにつれて、休日であっても仕事が頭から離れなくなったことです。

これは、ある種の拘禁反応に近いと言えます。**偽性拘禁反応**と言ってもいいでしょう。

人間は、閉じた空間に閉じ込められ、一定の思考と行動を継続して強制されると、客観的な判断能力を奪われ、なかば朦朧状態となる中、そのことしか考えられなくなります。新興宗教の勧誘、自己啓発セミナーなどで使われる手法ですが、職場においても、意図せず同じ状況が作り出されています。

この反応が続けば、人は確実に心と身体を蝕んでいきます。それを食い止めるためには、上司がこの反応に気づき、過重な業務の連続を緩和してあげなければなりません。

しかし、あくまで効率重視のBさんの上司は、それを行わないどころか、拍車をかけるばかりでした。

この上司は、Bさんのミスに気づいた時点で、アウトプットだけではなく、心の変調に目を向けるべきでした。また、「3要素ノート」をつけ、医務室や産業医に相談し、仕事を軽減させるか休養させるかなど、適切な処置を取るべきでした。それができていれば、ここまで悪化させることはなかったでしょう。

Bさんの上司が気づくべきは、それを怠ったがためにBさんという優秀な労働力を失ってしまったということです。これは、組織にとって多大な損失であり、その意味で、「切れ者」のこの上司は決して有能ではありませんでした。

同僚同士のトラブル事例②

Cさん　28歳　女性　既婚　食品メーカー

職場の問題

Cさんには、4歳になる子どもがいます。そのため、保育園のお迎えや、子どもの急な発熱があると、仕事を途中で抜けざるを得ません。そのたびに、先輩であるDさん（独身女性）にしわ寄せが行きます。

そのことで、次第にDさんが不満を抱くようになりました。「どうして、私があの人の尻ぬぐいをしないといけないの？」「不公平だわ」Dさんは遠慮なく、ほかの同僚に漏らします。それを耳にして、おとなしい性格のCさんは、ただひたすら恐縮するばかりです。それでも、状況が変わるわけではありません。

やがて、Dさんはあからさまに Cさんを攻撃するようになりました。「何様のつもり？」「ろくに仕事もできないくせに」Dさんは直接Cさんに向かって言い放ちます。Cさんは、泣き出してしまうこともありました。

そんな二人を、周囲は遠巻きに見るばかりでした。

少しずつ体調を崩していったCさんは、メンタルクリニックを受診しました。そこで「適応障害」と診断され、自宅安静のための診断書を人事部に提出したのです。

対応のポイント

同僚同士のトラブルは、上司にとってはいやなものです。それに対処するのは余計な仕事に思えてしまいます。できれば避けて通りたいところです。

しかし、上司として、職場の人間関係を円滑に保つのも重要な仕事です。あなたなら、この二人にどう対処しますか？

最も大切なことは、**中立である**ということです。どちらかに肩入れをしてはいけません。Cさんには子育てという事情があるし、Dさんがそのしわ寄せを被っているのも事実です。独身のDさんには、子育てをしているCさんをうらやむ気持ちもありました。あなたは、両者の気持ちを汲む必要があります。

中立性を担保したら、次に**対等性と固有性**に目を向けます。

対等性とは、あなたの目から見て、両者の力関係が対等であるか、一方的であるかということです。

両者が対等の力関係で攻撃し合っているのなら、諍《いさか》いがさほど長引くことはありません。忙しい中、個人的な対立に労力を割くのは馬鹿らしいと双方が思うし、不用意な言葉を発して相手から攻撃されるのはいやなので、当初は華々しくやり合っていても、やがて互いに攻撃の手をゆるめるようになります。

そして、一定の距離感で均衡するか、どちらかが異動を願い出たりして関係を終わらせ、収束に向かいます。上司として、その冷ややかな人間関係に介入する余地はありますが、深刻な問題にはなりにくいのが一般的です。

一方、力関係が一方的で、「攻撃する人—される人」という関係になってしまっているときは、注意しなければなりません。「攻撃する人」は、反撃の脅威がないので、安心して攻撃します。「される人」は、恐怖で身動きが取れません。

これは、いじめの構図です。こういう関係は目立たないことも多く、陰湿かつ長期になりがちです。

どんな理由があるにせよ、これはハラスメントです。だから、上司であるあなたは、積極的に介入しなければなりません。

どう介入するか。まず、攻撃される側を守ります。放置すると、その人は確実に心身を病んでいきます。肩入れするというのではなく、危機の回避です。席を離す、異動させる、出勤時間をずらすなど、打てる手を打ってください。

次に、攻撃する側に働きかけます。いじめになっている事実を伝え、それを止めさせます。そして、なぜそうなったのかの説明を求め、再発防止について、ともに考えていきます。あまりにひどい場合は、何らかのペナルティを課すことになります。

固有性とは、攻撃する側についてのみの問題です。その攻撃の矛先が、特定の個人だけに向いているのか、不特定多数かということです。

前者であれば、何らか個別の事情によることが多く、その問題の解決に注力することになります。

しかし、後者の場合は、個人の特質であることが多いので、問題が収束しません。つまり、次々にターゲットを変えるなりして、終わらないのです。このタイプは、もはや上司一人の力ではどうしようもありません。もちろん、個別にアプローチして修正を図る必要はありますが、会社として教育を徹底するか、あまりに目にあまる場合には、そもそも雇用を継続すべきか、ということを考える必要が出てきます。

自分勝手な言動をする問題部下 事例③

Eさん 32歳 男性 独身 電気機械工場

職場の問題

Eさんのチームリーダーは、彼の扱いに手を焼いています。

Eさんは、仕事へのモチベーションが乏しい上に、ミスを繰り返します。厄介なことに、そのミスを指摘しても素直に聞き入れることがないばかりか、「意図的に自分をおとしめている」「ハラスメントだ」と開き直ってしまいます。もちろん、リーダーにそういう意図はありません。

結局、Eさんの起こしたミスは、リーダーはじめ、ほかの社員で尻拭いをせざるを得ません。

やがてEさんは「上司からハラスメントを受けている」と労働組合に訴えるようになり、心身の不調を理由にメンタルクリニックを受診し、適応障害と診断されました。自宅安静に入りましたが、そのさなか弁護士を通じ、調停を申し立ててきたのです。

対応のポイント

通常の教育や指導が、ハラスメントと受け取られてしまうケースは案外多いものです。これには二通りあり、一つは、上司の態度が指導の範囲を超えてしまうケース、もう一つは、この例のように、部下によって意図的にハラスメントにすり替えられてしまうケースです。

前者は、仕事に対する上司の熱意、責任感といったものが誤解された結果か、行きすぎた指導によるものなので、基本的には、上司本人にハラスメントという意識はありません。そのため、上司への再教育で改善します。

しかし、後者の例となると、部下は意図的にハラスメントを仕立てて個人攻撃を仕かけてくるので悪質です。Eさんのリーダーは、あらぬハラスメントの嫌疑をかけられ、弁護士まで立てられたことで、すっかり心身を病んでしまいました。Eさんから離れるために、退職さえ考えたほどです。

こういう部下を抱えてしまったとき、まず念頭に置くべきは次の2点です。

・一対一の関係にしない
・できるだけ早期から会社に矢面に立ってもらう

単にミスを指摘しただけなのに、それを部下がハラスメントと主張するなら、指摘に至った経緯を客観的に記録しておきます。かける言葉も決して感情的にならないように気をつけ、事実に即して淡々と話すよう努めます。可能であれば、録音しておきましょう。

最もよくないのは、部下の身勝手な発言に感情的になることです。すると、言った言わないの水かけ論になり、対立をエスカレートさせてしまいます。それでは、ハラスメントを正当化する余地を与えてしまいます。

Eさんの例では、リーダーが人事の担当者に相談をするまでに数ヶ月を要しています。その間、一人で悩み、対応してきました。まさに、一対一の構図です。人事への相談の遅さが精神的な負担となり、心のバランスを崩してしまいました。

ハラスメントはないという確信がリーダーにはあったのですから、早期のうちに保健スタッフ、人事、顧問弁護士などと相談し、自分自身は問題の矢面に立たないようにするべきでした。Eさんには、自己愛性人格など、何らか性格に偏りのある可能性があります。これは、治療の対象にさえなるものです。

Eさんのような人物を漫然と抱えていると、やがてトラブルメーカーになり、指導する側も心身を病んでしまいます。その上、生産性を著しく落とすことにつながりかねません。自分のため、部下のため、部署のためにも、医療とのつながりは早めにするよう心がけましょう。

職場環境の変化事例④

Fさん　26歳　女性　独身　化粧品メーカー

職場の問題

Fさんは新卒で入社し、3年目までは特に問題がなく、同期の中で優秀な成績を収めていました。それが4年目の春、北海道の某都市に転勤するよう命じられたことで状況が一変したのです。

突然のことで、Fさんは動揺してしまいました。いずれ転勤はあるとぼんやりと考えてはいたものの、東京の親元を離れたことのないFさんにとって、北海道はあまりに遠い未知の地でした。

Fさんは思い悩み、上司に理由を問いましたが、「それが仕事というものだ。理由を説明する必要などない」とけんもほろろです。その対応にさらにショックを受けたFさんは、仕事が手につかなくなりました。夜は眠れず、食欲はなく、仕事にも集中できなくなったのです。

メンタルクリニックで適応障害と診断され、しばし転勤は猶予になりましたが、状況は変わりません。Fさんは、渋々転勤を受け入れざるを得ませんでした。

季節は、すでに秋です。引っ越ししてみると、すでに雪が降っていました。東京とあまりに違う気候風土、家族から離れた寂しさ、会社への怒りから、Fさんは抑うつ状態を悪化させました。

結局、1日も出社することなく帰京し、長期の自宅安静に入ったのです。

対応のポイント

「こんなのは単なるわがままだ」「社会人としての自覚がなさすぎる」とあなたは憤りを覚えるかもしれません。たしかにそういう一面はあり、甘えと言われても仕方がありません。

とはいえ、いくら憤ってみたところで、こういう部下が存在するのは事実であり、現実なのです。「甘え」と言って一刀両断しても、何ら解決にはつながりません。こういう部下にも、あなたは上司として適切に対応しなければなりません。なぜなら、このことさえなければ、Fさんは有能な社員として機能していたのですから。

まず、あなたが認識すべきは、転勤や異動といった職場環境の変化が、適応障害の原因として上位にあるということです。

特に中高年での異動は、新しいスキルの習得がうまくいかない、若い人とコミュニケーションが築けないといったことから悪化要因になりがちです。若い人では、Fさんのように、自分の意向に関係なく異動させられるという不満が多く見られます。

異動という制度は、組織にとっては必要であっても、個人レベルでは結構なストレスになります。

さて、Fさんの上司はどう対応すべきだったでしょうか。

最大の問題は、転勤の理由を求めるFさんに対して「その必要はない」と取り合わなかったことです。たしかに、上司の胸中には、Fさんだけを特別扱いにするわけにはいかないという思いがあったでしょう。それは間違っていません。しかし、それをあからさまに言葉に込めることも、正しいとは言えません。

では、Fさんの要求を呑んで、転勤を取り消すべきだったでしょうか。それも違います。この上司がやるべきだったのは、Fさんの**「尊重されている感」を満たす**ことでした。

日本能率研究所が2019年、同協会の行った公開セミナーに参加した新入社員384名に対して意識調査を行ったところ、「理想だと思う上司・先輩」について、「仕事について丁寧な指導をする」が44・5パーセントで1位、「仕事の結果に対するねぎらい・ほめ言葉を忘れない」が2位でした。

これは、仕事の成果も大切だけれど、それ以上に、人として優しく接してほしいという新入社員の願望を表しています。つまり、「働く人」以前に、一人の人間として尊重してほしいのです。

人は、愛することより愛されることを欲します。これは動物としての本能であり、組織においても変わりません。

人は、会社に貢献したいという思いはあるにしろ、自分を犠牲にしてまでとは思わないのです。滅私奉公という言葉がありますが、現代においては通用しないと考えてください。誰しも、組織の一機能体としてより、一個人として尊重されたいのです。上司は、その思いを汲まなければなりません。

そこを理解していないという点で、Fさんの上司はまったくの不合格でした。転勤の理由説明は必ずしも必要ではないかもしれませんが、それを画一的に運用してしまっては、部下の心が離れてしまいます。

この上司は、Fさんが転勤に対して格別の恐怖心を抱いているという個別性を鑑み、自身の裁量でFさんの求めに応じ、理解を得るよう努力すべきでした。何らかの条件設定をするなど、会社側と折衝することもできたでしょう。たとえそれが実現しなくても、そうやって動いてくれた態度に、Fさんの心は動いたはずです。

あなたは上司として、会社という組織の意志を体現しなければなりません。それが職責です。部下の個別の求めに応じるのは、それに反する部分がありますし、「個人的な便宜をはかる」ということにもつながりかねません。

しかし、部下が部下である以前に一人の人間であるという認識を持ったとき、どこまで柔軟に対応できるかを考えてみる必要性が出てきます。場合によっては、特別扱いにならないギリギリのところで、それを配慮します。

そうすることで、部下の「尊重されている感」に訴えかけることができれば、あくまで組織の意志を体現しながら、あなたは部下のニードを満たすことできるのです。

セクシュアルハラスメント事例⑤

Gさん　30歳　女性　独身　商社

職場の問題

Gさんは、キャリア志向の女性です。海外出張を積極的にこなし、会議でも経営陣に臆することなく、自分の意見を述べます。

この会社では、プロジェクトごとに人員の編成があり、Gさんは半年ほど前から、

5期先輩のHさん（男性・既婚）をリーダーとするチームに配属されています。

チーム内では、おのずと各人の関係が濃密になります。仕事のみならず、食事や飲み会などがあり、距離が縮まります。

そんなある日、業務を終え、帰宅しようとしたところ、GさんはHさんから食事に誘われました。戸惑いましたが、リーダーとの関係を悪くしたくないという思いから承諾しました。行った先は、あるフランス料理のレストランでした。

最初は仕事に関することなどを、楽しく話していました。しかし、食事が進むうち、お酒の勢いも手伝ってか、Hさんは妻との関係がうまくいっていないことを打ち明けてきました。Gさんは、ただ聞いているしかありません。

そして、食事終え、店を出たときのことです。あろうことか、HさんはGさんに身を寄せ、手を握ってきたのです。あまりの出来事に、Gさんは身動きすることができませんでした。

その日をきっかけに、Hさんは二人きりのミーティングを意図的に設定したり、業務用のメールを使って「口紅を変えたね」などと言ってくるようになりました。

ずっと無視し続けていましたが、たまたまエレベーターで二人きりになったとき、急に腰に手を回してきたHさんを、Gさんは思わず「やめてください」と叫んで突き放してしまいました。

その日を境に、Ｈさんの態度が冷たくなりました。ミーティングで無視する、Ｇさんの意見を採用しない、過剰に批判するなど、変わりようはあからさまでした。周囲もその変化に気づいていましたが、見て見ぬふりです。

追い詰められたＧさんは、部長と人事部に相談しました。その結果、会社の倫理委員会に諮られセクシュアルハラスメントと認定され、Ｈさんには厳重注意、Ｇさんはチームを去ることになったのです。

対応のポイント

こういうケースは、残念ながら日常的に起こっています。職場という一つの空間で異性が一定の時間を過ごせば、どちらかがどちらかに好意を抱くという現象は起こり得ます。互いを受け入れ合えば恋愛関係が成立しますが、過度に一方的、暴力的であれば人権侵害です。

そう、セクシュアルハラスメントは人権侵害です。ゆえに許してはならないのです。

セクシュアルハラスメントとは、男女雇用機会均等法によると、「職場において、労働者の意に反する性的な言動が行われ、それを拒否したり抵抗したりすることによって解雇、降格、減給などの不利益を受けることや、性的な言動が行われることで職場の環境が不快なものとなったため、労働者の能力の発揮に重大な悪影響が生じること」とされています。

厚生労働省の指針によると、これには**対価型と環境型**の二つのタイプがあります。前者は、「職務上の地位を利用して性的な関係を強要し、それを拒否した人に対し減給、降格などの不利益を負わせる行為」であり、後者は、「性的な関係は要求しないものの、職場内での性的な言動により働く人たちを不快にさせ、職場環境を損なう行為」です。Gさんのケースは、前者に当たります。

セクシュアルハラスメントについて、まず知っておくべきことは、事業主の防止義務が法的に義務づけられているということです。

【男女雇用機会均等法第11条】

「事業主は、職場において行われる性的な言動に対するその雇用する労働者の対応により当該労働者がその労働条件につき不利益を受け、又は当該性的な言動により当該労働者の就業環境が害されることのないよう、当該労働者からの相談に応じ、適切に対応するために必要な体制の整備その他の雇用管理上必要な措置を講じなければならない」

このように、セクシュアルハラスメントは決して個人的な問題ではなく、雇用管理上の重要な問題であると認識してください。

法的な防止措置が講じられたのは、1999年度のことです。それ以前は、容姿や格好、性的な冗談などの発言を女性に対して行うことは、当人がどう思うかにかかわらず、日常の一コマでした。いわば、「そういうもの」でした。

それだけに、法律が整備された今、何気ない一言、行為が、これに該当してしまうことがあるので、注意が必要です。2008年度に都道府県労働局雇用均等室から出された是正指導件数の5割がセクシュアルハラスメントであることからもわかるように、常にその発生に留意しておかなければなりません。

では、具体的にどんな行為がセクシュアルハラスメントに当たるのでしょうか。

対価型は、解雇、降格、減給など、労働者にとって不利益が目に見える形で存在するので、迷うことはほぼありません。問題は、環境型です。

環境型の成立モデルは、①「性的な行動、または言動」→②「不快に感じる」→③「就業に支障が生じる」です。この3つに明確な因果関係の認められることで、成立します。

しかし、①のうち「胸をさわる」といった行為なら明確ですが、言動となると必ずしも特定できません。②は感覚的なことであり、③も明確な線引きがあるわけではありません。

たとえば、男性社員が休み時間に水着姿の女性のグラビアを眺めていたとします。それを不快に思った女性社員が、「やめてください」と抗議をしたが聞き入れられず、その結果労働意欲を削がれてしまった、といったケースもセクシュアルハラスメントになるのです。

では、客観性に乏しい環境型では何を重視するか。それは、**継続性**です。明確に抗議しているのに改められず、なおかつそれが継続しているということが決め手になります。ハラスメントされた側は、その間に、事実を裏づける証拠、その結果生じている就業上の支障を記録していきます。

ここで、セクシュアルハラスメントが、なぜ人権侵害にあたるのかを考えておきましょう。

事例④のFさんの事例で述べたように、人は基本的に「尊重されている感」を求めます。人間性を認められたいのです。つまり、人権の保全とは人間性の保全です。

一方、セクシュアルハラスメントの対象となる性、その源泉としての性欲は種の保存のためのツールにすぎません。それは、人間性というより機能です。

ところが、男性において、特に10代後半から40代の生殖年齢では、性欲はあまりに強力な行動原理になってしまいます。特に、性に対して直接的な欲求充足のための行動力を発揮しやすく、異性の人間性を容易に置き去りにしてしまいます。それを、異性は「ないがしろにされた」と感じ、傷つきます。

つまり、セクシュアルハラスメントは、人間の構造的問題が招いた問題であると言うことができます。男性は付属物としての性欲を否定し得ないので、女性を性的にのみ見るということが肥大化します。それが、「仕方がない」「そんなものだ」という言葉の意味です。その裏には、「そういうふうにできているのだから、どうしようもない」という思いが込められています。

人体の構造的問題なので、日本中、いや世界中でセクシュアルハラスメントが起こるのです。しかし、機能よりも人間性が優先されるべきなのが、私たちの社会です。

だから、人権侵害であるセクシュアルハラスメントを、私たちは懸命に抑え込んでいく必要があります。

さらに注意すべきは、セクシュアルハラスメントが、男性対女性だけの問題ではないということです。LGBTの問題です。

性的感情の対象になる性別を**性的指向**、自身の性に対する認識を**性自認**と言います。多くの人は、生物学的な性に一致した性自認を持ち、それとは異なる性を指向します。

しかし、生物学的な性とは異なる性自認、性的指向を持つ人もいます。こうした人たちは異質とみなされ、そのこと自体が差別の対象となることがあります。それも、セクシュアルハラスメントになり得ます。

セクシュアルハラスメントは、被害者の心に大きな傷をつけます。なぜなら、人間性の否定が、人間にとって最も強烈なダメージだからです。

セクシュアルハラスメントを受けると、**心的外傷後ストレス障害**になることがあります。その結果、フラッシュバックや悪夢、自傷行為、自殺企図を繰り返し、なかなか職場に復帰できない事例がたくさんあるのは、知っておいてください。

Gさんは、自分に非がないのにもかかわらずプロジェクトを去らなければならなかったことに納得がいかず、会社と何度も話し合いをしましたが、聞き入れられませんでした。Gさんの心の傷は大きく、結局、1年後に退職しました。

上司、会社側は、Gさんの心のケアを手厚くするべきでしたが、単に二人を引き離しただけで事態を収拾させてしまいました。これは、非常にまずい対応でした。

セクシュアルハラスメントが発生したら、その被害者に最大限の注意を払い、産業医や保健師の定期的な面談を行うようにしてください。場合によっては、精神科など、専門医療機関の受診が必要になります。

マタニティハラスメント事例⑥

Iさん　39歳　女性　既婚　団体職員

職場の問題

Iさんは妊婦で、すでに2歳の子どもがいます。夫は海外に赴任しているので、実質、育児のすべてを一人で背負っています。職場では、経理を担当しています。人員整理で職員が減っている上、決算の時期とも重なって、各人にかかる負担は大きく、残業も常態化しています。

Ｉさんの仕事のスキルに、問題はありません。しかし、子どもが病弱で、発熱のたびに保育園から引き取りにくるよう連絡が入ります。Ｉさんは、同僚に申し訳ないと思いながらも帰宅するしかありません。心身への負担は、並大抵ではありません。

そんな状況が続くうちに、職員の間から不満が漏れるようになりました。「みんな忙しいのに、Ｉさんだけ帰宅が許されるのは不公平だ」「子育てをしているのはＩさんだけじゃない」。

たしかに、数名の女性が子育てをしています。ただ、皆、すでに手のかからない年齢の子どもばかりで、小さい子を育て、しかも妊娠しているのはＩさんだけです。それでも、Ｉさんに同情する社員はほとんどいません。

同僚にこれ以上迷惑をかけるのは忍びないと思いながらも出産に備え、Ｉさんは育児休業を申請しました。前回出産時にも申請しているので、２回目となります。

しかし、上司はＩさんを呼び出し、「うちは大企業じゃないんだ。みんな、ぎりぎりのところで頑張っている。今、抜けられると仕事が進まないんだよ」と言って申請に難色を示し、「仕事か育児か、選んだほうがいい」と暗に退職をすすめてきました。

これをきっかけに、Iさんに振られる仕事は減り、上司は冷たく当たるようになりました。

決定的だったのは、ある会議のあと、耳打ちするように上司が「皆、あなたの決断を待っているよ」と言ってきたことでした。やむにやまれず、Iさんは転職を考えましたが、子育て中であることと自身の年齢を考えれば、それもままなりません。周囲の冷ややかな視線に耐えつつ、働かざるを得ませんでした。

やがて、不眠、抑うつ、ちょっとしたことでイライラするようになり、仕事の能率にも悪影響が出るようになりました。心理的に追い詰められたIさんは、ある日、子どもと保育園から帰宅した直後、「ママ、だっこ」とすがりついてくる子どもの両手を払いのけてしまったのです。はっとしたIさんは、翌日仕事を休み、あわてて心療内科を受診しました。

対応のポイント

マタニティハラスメントとは、妊娠、出産、育児等に不利となるような言動を上司や同僚が行い、養育者である従業員の就業環境を害する行為のことです。「養育者である従業員」は、女性のこともあれば男性のこともあります。

こうしたことが起こらないよう、セクシュアルハラスメント同様、事業主によって防止対策を講じることが２０１７年１月に義務づけられました。

【男女雇用機会均等法第11条の２】
「事業主は、職場において行われるその雇用する女性労働者に対する当該女性労働者が妊娠したこと、出産したこと、（略）妊娠又は出産に関する事由であって厚生労働省令で定めるものに関する言動により当該女性労働者の就業環境が害されることのないよう、当該女性労働者からの相談に応じ、適切に対応するために必要な体制の整備その他の雇用管理上必要な措置を講じなければならない」

【育児・介護休業法第25条】

「事業主は、職場において行われるその雇用する労働者に対する育児休業、介護休業その他の子の養育又は家族の介護に関する厚生労働省令で定める制度又は措置の利用に関する言動により当該労働者の就業環境が害されることのないよう、当該労働者からの相談に応じ、適切に対応するために必要な体制の整備その他の雇用管理上必要な措置を講じなければならない」

マタニティハラスメントは、**「制度利用へのいやがらせ型」**と**「状態へのいやがらせ型」**があります。

前者は、図表3－1に掲げる公的な制度の利用が害されるタイプです。

Iさんのケースでは、育児休業の申請を理由に退職を迫った上司の行為が、これに当たります。これは、権力を行使して不利益を与えたということになるので、たった一回の言動であってもハラスメントとなります。権力のない同僚が言った場合は、繰り返されるときにのみハラスメントとみなされます。

また、制度を利用したあとの言動については、上司、同僚ともに、それが繰り返される場合にハラスメントとなります。

図表3-1 妊娠・出産・育児にまつわる制度など

» 産前休業
» 妊娠中、出産後の健康管理に関する措置
» 育児休業
» 育児休暇
» 育児のための所定労働時間の短縮措置
» 始業時刻変更等の措置
» 時間外労働の制限
» 深夜業への制限
» 軽易な業務への転換 など

後者は、妊娠、出産、育児などの状態そのものへの心ない言動です。Iさんの同僚の発した言葉の数々がこれに当たります。上司、同僚ともに、繰り返される場合にハラスメントとなります。

もちろん、マタニティハラスメントとして成立するためには、こうした言動の帰結として、妊婦、産婦、養育者である従業員が精神的苦痛を覚え、業務に支障を生じていることが必要になります。

あなたが上司として特に気をつけておかなければならないのは、Iさんの上司のような、権力の行使をともなう言動は「一発アウト」、そのほかの場合は、言動の継続性がマタニティハラスメントと認定されるポイントになるということです。

もう一つ大切なのは、ハラスメントにならない言い方を知っておくことです。それは、**強要しない、相手にいったん裁量を預ける言い方**です。

たとえば、Iさんの例で、もし上司が「育児休暇は却下する」と断定するのではなく、「みんな多忙だから、休まないように調整できないだろうか」と言っていれば、マタニティハラスメントにはならなかったのです。もちろん、その後、双方が納得のいく落としどころに落ちつく必要があります。

従来、妊娠、出産、子育ては、家庭において母親が行うことがほとんどでした。しかし、女性の社会進出とともに、職場の戦力としての女性を考慮する必要が出てきました。

ただ、その変化に、わが国の組織はいまだついていけていないふしが見られます。妊娠、出産という生物学的な特性に帰着させ、「女性は家にいるべきだ」とする考えが残っているケースも、残念ながらあるのが事実です。

しかし、女性は女性である前に一個の人間であり、さまざまな能力を持ち合わせています。生物学的な特性だけを取り上げ、それ以外をすべて打ち消してしまうのは常識的に考えておかしな話です。

あなたは、女性部下を前にしたとき、女性という特性、そして、能力を持ち合わせた一個の人間という二つの視点を持って見なければなりません。その上で、個としての能力を最大限生かすにはどうすればいいかを考えるのです。

テレワークうつ 事例⑦

Jさん　33歳　女性　独身　IT企業

職場の問題

Jさんは、IT企業でシステムエンジニアをしています。性格は社交的。趣味は水泳で、レースに参加するほど熱心に取り組んでいます。勤務状況に問題はありません。

2020年に入って新型コロナ感染症が拡大し、政府から緊急事態宣言が出され、4月から在宅勤務になりました。水泳の練習をしていたスポーツジムも閉鎖となり、いわゆる「巣ごもり生活」に入りました。

以来、1時間以上かかっていた通勤がなくなり、煩わしい人間関係からも解放されたことで、当初Jさんは気が楽でした。感染の不安はあるものの、これで業務が回るなら在宅勤務も悪くないと思っていたのです。

ところが、1ヶ月ほど経過したころのことです。Jさんは、言い知れぬ不安を覚えるようになりました。

いつまでこの感染状況が続くのだろう。自分もいつか感染するんじゃないか。そういった目先の不安から、自分は結婚できるのだろうか、一生この仕事を続けていくのだろうかなど、普段は考えもしないことで思い悩み、落ち込むようになりました。気分転換をしようにも、大好きなプールは閉鎖されています。飲食店もやっていません。

次第に、寝つきの悪さ、倦怠、食欲の低下が起こり、仕事をしても集中できなくなりました。このままではいけないと思い心療内科にかかると、在宅勤務を原因とするうつ病、いわゆるテレワークうつだと診断されました。

対応のポイント

新型コロナウイルス感染症の世界的な流行が起こり、私たちは自粛生活を余儀なくされるようになりました。

それにともない働き方にも変化が起こり、定時に出勤して業務を行い帰宅するという当たり前の生活様式が、テレワークという、いまだかつて経験したことのない働き方に突然取って代わりました。

もし、十分な準備期間を与えられていれば、テレワークうつは起こらなかったでしょう。しかし、その変化があまりに急激だったため、ぶっつけ本番で私たちはそれを実行せざるを得ませんでした。

その結果、今までになかった形のうつが出てきたのです。

在宅勤務をうつの発症要因として見た場合、その表れ方にはある特徴があります。それは、心理的な要素と環境的な要素の二つから考えることができます。

まず、心理的な要素とは、**社交性と自立性**です。

社交性の高い人は、日常生活のストレスを他者とコミュニケートすることによって日々解消しています。それによって、心の安定を保っています。

一方、社交性の低い人は他者とのコミュニケーションに気を遣い、それがむしろ苦痛でさえあります。できれば、一人でいたいと思っています。

自立性の高い人は、他者に依存することなく、個として自立しています。周囲とコミュニケーションを取らなくても、「自分は自分、人は人」として心が動揺することはありません。

一方、自立性の低い人は、自分の存在を他者との相対的な関係の中でとらえるので、一人でいると存在感が揺らいでしまいます。誰かに評価されることで、安心しているとも言えます。

テレワークうつに最もかかりにくい人は、社交性が低く自立性の高い人です。煩わしいコミュニケーションがなくなるので、嬉々として在宅勤務を続けます。

社交性が高く自立性の低い人は、最もテレワークうつにかかりやすいと言えます。自己の存在確認として機能していた他者とのコミュニケーションがなくなるので、日を経るごとに不安に駆られ、寂しさが募り、抑うつになっていくのです。

社交性も高く自立性も高い人は、コミュニケーションがなくなった当初は一時的に抑うつに見舞われますが、やがてその環境に慣れると、自分なりの巣籠もり生活を見つけられるようになります。

そして、社交性と自立性の両方が低い人は、在宅勤務のはじめこそ人との煩わしいコミュニケーションから解放されて楽になりますが、次第に人とつながらない寂しさが重くのしかかり、抑うつを呈するようになります。Jさんは、このタイプでした。

次に、環境要因です。テレワークうつの環境要因とは、仕事をする場所と時間の問題です。

場所の問題は何かというと、在宅での仕事環境が不十分であるということです。

在宅勤務では、多くの人が自宅で仕事をします。しかし、その切り替えがあまりに急だったため、十分な仕事のスペースや設備を整えられないまま、いわば見切り発車で在宅勤務になりました。わが国の既婚サラリーマンの6割が自室を持たないため、その結果、リビングや子ども部屋など、家族の生活の場に仕事が割り込むことになってしまいました。

さらに、妻も在宅勤務になっていると、仕事、家事、育児のすべてが同じ空間でなされることになります。外出の自粛で子どもは家にいることが多く、仕事に集中できる時間は限られてしまいます。結局、すべてが中途半端にならざるをえず、そのストレスの大きさは計り知れません。

妻が専業主婦であっても、同じことが言えます。

在宅勤務の夫のみならず、子どもも家にいます。夫の仕事の邪魔にならないよう気を遣い、3度の食事の支度をして、子どもの面倒を見なければいけません。負担は平時の比ではありません。気分転換の外出もままならず、不満がどんどんふくらんでいきます。その結果、妻が適応障害にかかってしまうというケースも決して珍しくありません。

時間の問題とは、出勤と在宅勤務では、時間の性質が異なるということです。出勤する生活においては、仕事は時間によって管理されています。始業、就業、残業など、すべてタイムカードで記録します。それによって、「仕事の自分」と「プライベートの自分」がはっきり分かれることになります。

ところが、タイムカードのない在宅勤務では、両者の境界が曖昧になってしまいます。仕事を何時に始めて何時に終わるか、個人の裁量に任されるのです。

時間の管理がうまくできる人は、さっさと仕事を切り上げ自分の時間に充てられますが、そうでない人、たとえば執着性格のように、時間を忘れて仕事に没頭するタイプの人は、24時間仕事をしてしまう、ということが起こり得ます。

在宅勤務では、**時間というものが「自分を管理してくれるもの」から「自分が管理しなければいけないもの」に変わる**のです。そのことに、気づく必要があります。それができないと、抑うつがつけ入ってくるのです。

在宅勤務では、部下の動向に目が行き届きにくくなります。それだけに、こうした問題点を把握し、部下個々の性格や特徴を見極め、在宅生活で抑うつに至らないように指導していくことが重要になります。

第4章

よりよい上司になるために

ストレスになる上司とは

独立行政法人労働政策研究・研修機構の調査では、職場でメンタルヘルス不全者が出る原因として、「人間関係」「仕事量・負荷の増加」「責任の増大」「競争過多」「長時間労働」が挙げられています。これらはいずれも上司が介入できるものばかりであり、その態度一つで未然に防ぐこともできれば、さらに悪化させることにもなります。

では、部下のメンタルヘルス不全を助長するような上司の態度とは、どういうものでしょうか。

あなたは、部下を適応障害に追い詰めない、チームをよりよい環境にする「よい上司」にならなければなりません。そのためには、まず「悪い上司」を知っておく必要があります。

それは、一言でいえば「理不尽な上司」です。

私のクリニックを訪れた患者さんの口から語られる「理不尽な上司」とは、おおむね次のタイプに分けることができます。

①優越型

すべてにおいて、自分は部下よりも優れていると思い込んでいます。

このタイプが致命的なのは、技術や経験で優れているのは当然としても、人格や人間性まで優れていると自認してしまっていることです。上司という権力を与えられたがために生じた弊害とはいえ、その根拠のない全能感に疑いを持っていません。

自身の優位性を常に確認し、その優越感に浸りたいので、部下を言葉や行動で貶め、自分よりも下位に置こうとします。また、異を唱える行動を極端に攻撃し、決して**自身の非を認めません。ハラスメントぎりぎりの行動をしてきます。**高圧的で、プライベートにも無遠慮に踏み込んできます。

プライドが高く、部下が成果を出しても祝福することはありません。

②否定型

「部下はできないもの」という固定観念で見ています。自分より劣っているという認識では優越型と相通じますが、優越型よりも自分の能力に自信がなく、そのことに心のどこかで気づいてもいます。それゆえ、それを隠そうという自己防衛が働いて、過剰に部下を否定します。

部下の仕事ぶりに**常にイライラし、できないことばかりに目を向け、信じて仕事を任せることがありません。**愚痴が多く、それを聞かされた部下はやがてやる気を削がれてしまいます。

③無能型

そもそも、人の上に立つ資質がありません。統率力がなく、また、そうしようと努力もしません。年功序列で自動的に昇進した、世襲で出世した、といった上司に多く見受けられます。

頼りない反面、口だけは達者ですが行動がともないません。指示が的確ではなく、また決断力に乏しく、言葉に一貫性がありません。チームとしての方向性がはっきり示されないので、部下は意欲を削がれます。

④自己中心型

関心の中心が常に自分であり、自分がいかに満足できるか、ということしか頭にありません。

無駄に細かく、部下の手柄を横取りしようとします。指示のタイミングが悪く、人

によって態度を変えます。相談しづらく、相談したとしても的確な回答は得られません。部下を指導する熱意に乏しく、嫌われたくないがために叱ることをしません。

いずれのタイプも、その根底にあるのは自己保存欲求です。それ自体は生物が本能として持っているものですし、学校教育で教えてくれることでもないので、否定することはできません。

しかし、組織において複数の人々を統率し、効率のよい生産性を維持し続けるためには、ぜひとも修正しなければなりません。そうでなければ、部下の適応障害の原因に、あなた自身がなってしまいます。

では、「よい上司」になるために何をすればいいか、次節以降で見ていきましょう。

共感性を身につける

自己保存欲求に基づく行動から脱却するために、まず考えるべきは、**共感性**です。共感性は、よい上司、強力なリーダーシップにとって不可欠な要素です。

「強力なリーダーシップ」と言ったとき、その「強力」とは何でしょうか。あなたは、ワンマンでトップダウンのリーダーを思い浮かべるかもしれません。カリスマ性があり、我が強く、周囲の意見に耳を傾けないリーダー像です。

しかし、それは間違っています。部下の意見を無視する暴君のようなリーダーについていきたいと思いますか？

たしかに、ワンマンでトップダウンのリーダーはいますが、成功しているリーダーというのは、おしなべて周囲の意見に真摯に耳を傾けています。部下への共感性があってこそ、リーダーはリーダー足り得るのです。あなたは、「強さ」を勘違いしないようにしてください。

さて、その共感性を身につけるために、まず、普段の自分の関心のベクトルがどこに向いているかを振り返ってみてください。

関心が自分に向いていることを**自己指向性**、他者に向いていることを**他者指向性**と言います。共感性が高いとは、他者指向性であるということです。

通常、人間は、自分に最も関心があります。それは、本能に根ざすものであり、自然の成り行きなので、素のあなたが自己指向的であるのは仕方がありません。その根本のエネルギーが、自己保存欲求です。

しかし、ひとたび上司という立場に立ったその瞬間から、他者指向的に切り替えていく必要があります。共感性が、そのエネルギーになります。

共感性は、次の４つの要素から成り立っています。

①視点取得
文字通り、相手の視点を取得する、つまり相手の立場に立って考えるということです。自分と違う考えの人、対立している人と話すにあたって、相手が何を言いたいのか、何を考えているのか、相手になり代わって考えます。

これが苦手だという人は、自分の意見や立場を守ることばかりに固執し、それが目的化してしまっています。相手との間に壁を作り、違う意見を聞く耳を持ちません。

その心理は、「否定されたくない」「よく見られたい」という自己指向性です。「上司―部下関係」においては、特に色濃く出てしまいます。「部下に言われて意見を変えるなど、みっともない」そんな意識から、つい高圧的にねじ伏せてしまおうとするのです。

視点取得ができるようになるためには、感情的に安定し、プライドや見栄を排し、論理的に考える冷静さが必要です。自分の考えに拘泥せず、「いろいろな考えがあっていいのだ」という思いで心を開いて、相手と話すようにしてください。

②想像性

相手の立場に立つことができたら、今度は感情移入を試みます。

想像性とは、感情移入そのものです。小説を読んだり映画を見たりしたときに、登場人物と同じ気持ちになったかのように泣いたり笑ったりすることがあります。これが感情移入です。感情豊か、喜怒哀楽が激しい、空想好き、といった気質にかかわる要素が強いもので、そのため、性格によって得手不得手があります。

視点取得が理論的な思考であるのに対して、想像性は主観的です。

上司としての立場からは、視点取得のほうがより重要と言えます。大黒柱として視点取得があり、それをサポートする形で想像性があるというイメージです。

視点取得とともに想像性が豊かであれば、部下の気持ちをより強くつかむことができます。成果を出したとき、自分のことのように喜んでくれる上司であれば、「この人についていこう」と心の底から思えるでしょう。

視点取得と想像性は、バランスが大切です。

視点取得の視点が欠け、想像性ばかりが高いと、自己指向的になります。自分の考えに酔い、感情に流され、客観的に物事を見ることができなくなり、他者の意見を受け入れる心のゆとりがなくなります。これでは本末転倒です。想像性の高い人ほど、視点取得の意識が重要になります。

③共感的配慮

相手の置かれた立場、環境、境遇を視点取得し、その人が感じるであろう、つらい、悲しい、楽しい、幸せだ、といった感情に移入できたら、さらにそれを一歩進め、「助けてあげたい」「どうしたら、もっとよくしてやれるだろう」と配慮の気持ちを巡らせます。これが共感的配慮です。

一言でいえば、「何とかしてあげたい」という思いです。

これは母性に近いもので、女性のほうが男性よりも自然に抱く思いです。しかし、男性であっても練習により体得することができます。それは、「何をしてあげられるだろう」と論理的に考えることです。

「何とかしてあげたい」は欲求なので、意図的に作り出すことはできません。しかし、「何をしてあげられるだろう」は思考であり、理屈として作り出すことができます。

生来的に共感的配慮に乏しくても、「今、部下にしてやれることは何か」と客観的な自問を繰り返すことで、共感的配慮を獲得することができます。

④個人的苦痛

これは、①～③と性質を異にしています。よりよい上司になるために、これらが意識して身につけるべきものだったのに対して、個人的苦痛は、よい上司になるためには排除すべき共感性の要素です。

個人的苦痛とは、相手が苦境に立ち、不安、苦痛、恐怖といった感情にとらわれているのを目のあたりにしたとき、あたかも自分が体験しているかのように感じることです。

視点取得や想像性と似ていますが、異なります。視点取得も想像性も、自分の立場から相手の状況や感情を観察した結果ですが、個人的苦痛は相手を自分に置き換え再体験しています。「(自分が)ああなったらどうしよう」「(自分が)同じ体験をしないように、何とかしなければ」と、あくまで自己指向的であり感情的です。

個人的苦痛が強いと、不安や恐怖といった感情ばかりがふくらみ、それを避けようとして行動が防御的になります。「失敗したらどうしよう」「そんなリスクは冒せない」という具合です。客観的な状況判断ができず、自分の身を守ることで精いっぱいにな

CCCメディアハウスの新刊・好評既刊

4週間で誰でも寝つきがよくなる

最速入眠プログラム

医師でBBCを拠点に活躍する科学ジャーナリストが世界最先端の知見を結集した、「睡眠制限療法」と食事術で睡眠効率を一気に高める。記憶力アップ、仕事と勉強の効率アップ、ダイエット効果、うつ症状が和らぐなど他にも副次的効果あり！

マイケル・モスリー 著　井上麻衣 訳　●本体1700円／ISBN 978-4-484-21101-5

もし、部下が適応障害になったら

部下と会社を守る方法

疲れ気味の部下に、どう声をかける？　メンタルクリニックに通院している部下に、どの程度仕事をさせる？　自宅安静から復職した部下に、どう接する？　ここ数年、職場の適応障害が急増しています。知っておきたい知識から、部下への対応法、身につけたいマネジメントスキルまでをまとめた、管理職必携の1冊。

森下克也 著　●価格1,600円／ISBN 978-4-484-20237-2

三行で撃つ

忽ち三刷！

〈善く、生きる〉ための文章塾

「朝日新聞」名物・名文記者の文章技巧25発を紹介。つかみ（冒頭）の三行、起承転結、常套句が害悪な理由、一人称、文体、リズム、といった技術を網羅するが、方法論にはとどまらない。なぜそうするのかを、自己や他者の心のありようにフォーカスしながら考える。「あの人の文章は、ちょっといい」と言われるわたしになれば、自分が変わる。

近藤康太郎 著　●本体1500円／ISBN978-4-484-20229-7

別冊 アステイオン

それぞれの山崎正和

劇作家・評論家・思想家として、または政治・行政への助言者として、そして学術・教育・文化活動への貢献者としての人生を６０名を超す執筆陣が振り返る。『アステイオン』創刊者でもある山崎正和の多彩な足跡と業績をたどり、改めてその意義を語る場として。

公益財団法人サントリー文化財団・アステイオン編集委員会編

●本体1,500円／ISBN978-4-484-20235-8

※定価には別途税が加算されます。

CCCメディアハウス 〒141-8205 品川区上大崎3-1-1 ☎03（5436）5721

http://books.cccmh.co.jp /cccmh.books @cccmh_books

CCCメディアハウスの好評既刊

ほっといて欲しいけど、ひとりはいや。

寂しくなくて疲れない、あなたと私の適当に近い距離

オトナになるほど複雑になっていく人間関係。近すぎても疲れるし、遠すぎても寂しい。重すぎてもしんどいし、軽すぎても不安。注目されるのは恥ずかしいけど、かまって欲しい。そんな面倒くさい心の存在を認めて、自分の感情を自分で尊重してあげよう。主体的にちょうどよい距離を見つけることで、ストレスを溜めこまずに取り除く「関係デトックス」の方法！

ダンシングスネイル 著／生田美保 訳　●本体1500円／ISBN978-4-484-20110-8

敏感すぎるあなたが生きやすくなるヒント

HSPという自分の性質とうまくつきあうことは100%可能です。感受性が豊かなゆえに疲れやすく、仕事や人間関係でも悩みがち。でも、自分の特性を理解すれば、もっとあなたらしく生きることができます。そのためのヒントが満載。

デボラ・ワード 著／井口景子 訳　●本体1,500円／ISBN978-4-484-20109-2

虹の刻

俳優・村上虹郎と映像監督であり写真家・山田智和が作り上げた写真表現、そして又吉直樹、町田康、常田大希ら、17人の作家・アーティストが描くショートショートや散文がコラボレーションしたコンセプトフォトブック。雑誌フィガロジャポンとウェブの人気連載『虹の刻』を書籍化した本書は、連載では見られなかったアザーカットも大ボリュームで盛り込み、さらに濃度を増した世界観に。

村上虹郎 著／山田智和 写真　●本体2,800円／ISBN 978-4-484-20236-5

名建築で昼食を オフィシャルブック

都会に佇む、ノスタルジックでかわいらしい乙女建築を、藤（池田エライザさん）と千明（田口トモロヲさん）がめぐります。二人のインスタに掲載されたノスタルジックな画像や、インテリアに注目が集まった藤の部屋、千明が大事にしている場所など、ドラマの世界観を凝縮。本誌だけの撮りおろしカットも満載です。

「名建築で昼食を」製作委員会 著　●本体1400円／ISBN978-4-484-20234-1

※定価には別途税が加算されます。

CCCメディアハウス　〒141-8205 品川区上大崎3-1-1　☎03(5436)5721
http://books.cccmh.co.jp　/cccmh.books　@cccmh_books

郵便はがき

おそれいりますが
切手を
お貼りください。

141-8205

東京都品川区上大崎3-1-1

株式会社CCCメディアハウス

書籍編集部 行

CCCメディアハウス　書籍愛読者会員登録のご案内
＜登録無料＞

本書のご感想も、切手不要の会員サイトから、お寄せ下さい！

ご購読ありがとうございます。よろしければ、小社書籍愛読者会員にご登録ください。メールマガジンをお届けするほか、会員限定プレゼントやイベント企画も予定しております。
会員ご登録と読者アンケートは、右のQRコードから！

小社サイトにてご感想をお寄せいただいた方の中から、
毎月抽選で2名の方に図書カードをプレゼントいたします。

■アンケート内容は、今後の刊行計画の資料として
利用させていただきますので、ご協力をお願いいたします。
■住所等の個人情報は、新刊・イベント等のご案内、
または読者調査をお願いする目的に限り利用いたします。

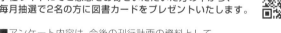

愛読者カード

■本書のタイトル

■本書についてのご意見、ご感想をお聞かせ下さい。

※ このカードに記入されたご意見・ご感想を、新聞・雑誌等の広告や
弊社HP上などで掲載してもよろしいですか。
はい（ 実名で可 ・ 匿名なら可 ） ・ いいえ

ご住所	□□□-□□□□ ☎ ー ー		
お名前	フリガナ	年齢	性別
			男・女
ご職業			

るので、的確に部下を統率することができません。

あなたは、これら4つの要素を振り返り、自分の中でどれが強いのか、または弱いのかを知っておくべきです。その上で、日常の一コマ一コマにおいて、4つの要素を意識し、①～③を高め、④を抑える努力を繰り返すようにします。

こういうことを述べると、必ず返ってくるのが「頭ではわかっているけれど、実際は難しい」です。

なぜ難しいか、その理由は明白です。

・変わりたくないという無意識の抵抗

・継続性の欠如

この2点が、あなたが変わることを妨げます。前者は、「変わらない」という楽をしていたいということ、後者は、「頭でわかっている」ことが現実の場面に落とし込めていないということです。

変わらないということほど、楽なことはありません。常に発展していかなければならないビジネス現場において、あなたは変化する労力を惜しむべきではありません。

また、事前に4つの要素を頭に入れて理解していても、部下と対面するその瞬間においては、すっかり頭から消え去っていることがよくあります。というのも、その時点の感情に支配されてしまうからです。

そうならないために、その時点においてこそ、①～④について「この状況にどう当てはめればいいだろう」と考え、それを地道に繰り返してください。ちょっとやってみてダメだった、では先に進めません。決してあきらめてはいけません。トライ・アンド・エラーの繰り返しです。

継続的な実践の積み重ねが、上司として人間として、あなたを確実に成長させてくれるのです。

「よい上司」の能力とは

「職場がストレスである」というとき、業務の質と量のストレスと人間関係のストレスの二つに分けることができます。前者は部署全体が感じるストレスで、長期間続けば組織全体の生産性（組織力）の低下を、後者は個人のモチベーションの低下をもたらします。

「よい上司」とは、この両者をコントロールできる力、つまり、**集団に対する管理能力**と、**個人に対する関係の調整力**の二つを兼ね備えていると言っていいでしょう。

上司のリーダーシップが十分に発揮された組織においては、社員各人が目標達成に向けて能動的に考え、アイデアを出し合います。また、互いに切磋琢磨し、柔軟に対処するので、困難を乗り切り発展していくことができます。

一方、リーダーシップが十分でないと、仕事はこなしていても日々同じことの繰り返しだったり、明確な目標の設定がなかったりします。思考が硬直化してくるので困難に対処できず、進歩は望めません。場の空気は重苦しく、やる気のある社員ほど不満を抱え込み、辞めていきます。

集団に対する管理能力、個人に対する関係の調整力がリーダーシップの最低条件だとすると、さらに「強さ」を兼ね備えたリーダーというのが、すでに述べた共感性のあるリーダーです。

この「強さ」を勘違いしたリーダーは、往々にして独断的で、人の意見を聞かず、気分屋で、自分が前面に出ることばかりを考えます。130ページでお話しした、④

「自己中心型」上司です。

共感性のない上司は、部下に希望を与えません。適応障害と診断される患者さんの属する組織が、この手のリーダーによって牛耳られていることは多いのです。

勘違いリーダーでも、決断が正しい方向に向かっているうちはまだいいのですが、問題に突き当たると、途端に機能不全に陥ります。判断を狂わせ、成果を出し続けることができません。また、それを修正する術も持ちません。助言をしてくれる人もいないので、孤立し、追い詰められていきます。

そのうえ、性格的にタイプA行動性格だったり循環気質だったりすると、必要以上に感情的に振る舞います。怒りに任せて叱りつけ、ミスの責任を部下に転嫁することもあります。

共感性の高い「よい上司」には、次の能力が備わります。

- **仕事の質と量を適正化できる**
- **部下の主体性を尊重する**
- **計画を設定し、目標を明確にできる**
- **発言と行動に整合性がある**

・感情的に安定している
・部下の声に耳を傾ける
・部下の心情を推し量ることができる

トップダウン型の暴君的なリーダーとは、かけ離れたイメージです。ぜひあなたは、この「よい上司」を目指してください。

信頼の3要素

次に、「よい上司」を「信頼される」という視点から見ていきましょう。人が、「この人は信頼できるなあ」と思うとき、**能力、誠実、慈善**が決め手であると言われています。

ここでいう能力とは、仕事のスキルや知識が十分にあること、誠実とは、仕事にとどまらない人としての正義感と一貫性、慈善とは優しさ、思いやり、気にかけてくれることです。

一般的な会社組織において、昇進するにあたって不可欠なのは能力です。ほかの二つが優先されることはありません。それらは生産性に直結しませんし、客観的に評価することが難しいからです。その結果、能力はあるけれども、誠実と慈善に乏しい上司が誕生することになります。

あなたは、信頼される上司になるために、能力だけではなく、ほかの二つの要素も高めていかなければいけません。

能力を高めるのはあなたの仕事の本分そのものなので、ここで述べるまでもないでしょう。真摯に仕事に取り組めば、それでいいわけです。

では、誠実さを高めるためにはどうすればいいでしょうか。そのために、あなたは自身の行動に**揺るぎない信念を持ってください**。

具体性がないと、批判にさらされそうです。しかし、多様な価値観の乱立する現代社会において、信念を持つことの効用は計り知れません。

事実、「誠実である」と評価されている人を心理的に分析してみると、心の真ん中にしっかりとした行動の指針を持っていることが多いと言われています。その重要性について、歴史に名を残す多くの人が強調しています。

「何かを深く信じれば、誰でも自分の中に大きな力を見つけ出し、自分を乗り越えることができる」

本田宗一郎

「我々の運命は星が決めるのではない、我々自身の思いが決めるのだ」

W・シェークスピア

「自分の心に固く決意すれば、目的はすでに半分達成されたも同然だ」

A・リンカーン

では、あなたの周囲に、揺るぎない信念を持っている人が、どのくらいいるでしょうか。案外、多くないのではないでしょうか。

バブル経済のころまでは格別にそれを持たなくても、高度経済成長という一方向の波に乗ることで、自己の存在価値を担保することができました。しかし、バブル経済崩壊後は、わが国の国際的な地位の低下、ＩＴ革命をきっかけとする個人の嗜好の多様化が進み、万人が安心して身を任せることのできる潮流はなくなってしまいました。

そうなると、自分の存在価値は自分で作り出さなければなりません。その核となるのが信念なのですが、国民性なのか、私たちはそれを持つのが苦手です。

人は、信念を持たないとどうなるか。

他人と比較するようになります。つまり、人からどう見られているかということが最大の関心事になるのです。

昨今、ＳＮＳでフォロワーや「いいね」の数にこだわる若者の心理はここからきています。「認められた自分」をかりそめに確認して、安心しているのです。ひどい例になると、それをお金で買ったりします。そういう時代だからこそ、あなたは確固とした信念を持ち、相対的でない、絶対的な自分を持つべきなのです。

では、具体的にどういう信念を持つべきか。

それは、あなたの人生経験の中で実感として醸成されたものであれば、何でもかまいません。決して嘘はつかない、人に優しくする、曲がったことはしないなど、揺るぎないものであれば、何でもかまいません。

信念に則って日々を生きていると、周りの意見や出来事に振り回されなくなります。腰が据わってきます。周囲から見れば「一本芯が通っている」「一貫性がある」といった評価になり、信頼されます。

片や、信念を持たない人は、状況によって考えが変わったり、人によって態度を変えたりします。そうなると、「優柔不断」「場当たり的」「頼りない」といった評価になります。

信念は、あなたの人生観、死生観、倫理観といったものと直結していなければならず、付け焼き刃ではすぐに剝がれ落ちてしまいます。

だからこそ、あなたは人生と真摯に向き合わなければなりません。欲望を制御し、勤勉であり、人との距離を適度に保ち、冷静で規則正しい生活をする必要があります。それができれば、あなたには次のような変化が起こります。

・信念それ自体があなたの存在理由になる
・迷いが生じない
・行為の実行を促す
・欲望が制御される
・失敗したときに立ち直らせてくれる
・あなたを崇高にする

これらを身につけたあなたは、ビジネス現場のみならず、人として抜きん出た存在になるでしょう。

慈善とは部下への思いやりです。これは共感性に通じるので、そちらを参考にしてください。

部下の信頼を形成するための10の条件

信頼は、徐々に形成されていくものです。日々のあなたの発言と行動に部下の好印象が付与され、月単位、年単位で積み重なって、たしかな信頼に醸成されていきます。その過程で、あなたは能力、誠実、慈善をさらに磨いていくわけです。

そのために、ぜひ知っておいていただきたいのが、アメリカの心理学者K・バトラーの提唱した「信頼形成のための10の条件」（図表4－1参照）です。信頼を得るための、より具体的な項目です。

これら10の条件をすべて持っていればそれに越したことはありませんが、必ずしもそれを目指す必要はありません。自分に足りないもの、すぐに実践できそうなものを数個頭に入れておき、コミュニケーションの過程で活用します。

図表4-1 信頼形成のための10の条件

1	可用性 (availability)	必要なときにいつでもコミュニケーションが取れること。話しかける敷居を低くし、親近感を増す
2	職務の適格性 (competence)	職務において、判断と見通しが適正であること。信頼の３要素の「能力」に当たる
3	一貫性 (consistency)	言動に、矛盾や動揺がないこと
4	秘密保持 (discreetness)	相談されたことを、容易には口外しないこと
5	公平 (fairness)	分け隔てなくコミュニケーションを取ること
6	誠実 (integrity)	正直であり、嘘をついたりごまかしたりしないこと
7	忠義 (loyalty)	自分を犠牲にしてでも部下を守り、責任を取ること
8	開示 (openness)	自分の考えをはっきり述べること
9	約束厳守 (promise fulfillment)	約束を守ること
10	受容傾聴 (receptivity)	話を聞き、真剣に耳を傾けること

注意すべきは、これらの帰結が部下への迎合になってはいけないということです。部下のわがままを何でも受け入れろという話ではありません。叱るときは叱り、厳しいことを言うべきときは言ってください。そういうときでも、これら10項目を意識すれば、部下はあなたに反発することはありません。納得し、むしろ信頼度が増します。

つまりこれらは、部下をコントロールするツール、人心掌握のキーワードなのです。

部下のモチベーションを維持する「報酬」

上司の担う重要な役割として、部下のモチベーションを維持することが挙げられます。

ところが、人間のモチベーションというものは、とても不安定なものです。なぜなら、モチベーション、意欲というものは文字通り「欲」の一つなので、感情の影響を受けやすいからです。「興味深い」「やりがいがある」「面白い」「楽しい」といった言葉で自発的に発揮される一方、「面倒だ」「疲れた」「今日はそんな気分じゃない」といった感情によって、容易に萎えてしまいます。

そこに上司が介入し、ノルマを課す、期限を切る、叱咤するといった行為でパフォーマンスを維持させるのです。するとそこには、自発性とは対極の強制性を帯びてきます。

つまり、上司は部下の自発性の発揚と強制を、ときに応じてコントロールしているのです。前者は、部下を「支える」であり、後者は「引っ張る」です。

この「支える」と「引っ張る」は、バランスが重要です。しかし、つい過剰に出やすいのが「引っ張る」です。一刻も早く結果を求めたい、競争相手に打ち克ちたい。そんな思いが上司を焦らせ、ときに暴走させます。

これが不当に強い形で出てしまうと、ハラスメントになります。ハラスメントとまではいかないまでも、日常の激務に流され、過剰な業務を際限なく部下に垂れ流してしまっているということは、よくあるでしょう。

「引っ張る」は強制なので、部下に苦痛と忍耐を強います。そこに、適応障害を発症させる芽が吹いてきます。

では、そういう激務にさらされた部下なら誰でも適応障害にかかるかというと、そんなことはありません。その要因の一つが部下個人のストレス耐性になりますが、すでに述べたように、それには限界があります。部下の資質頼みでは、やがて部署は疲弊してしまうのです。

では、激務なのに適応障害にかかる部下が少ない職場では、どのような工夫がされているのでしょうか。そういう職場では、**上司が部下に上手に報酬を与えている**のです。

報酬といっても、お金や物ではありません。言葉・思いです。仕事をしてくれたことに対する感謝です。

具体的には、内容がどうであれ、アウトプットを出したら、ともあれ「ありがとう」「頑張ってくれたな」「助かったよ」などと、上司が積極的に声をかけます。内容をチェックし、問題がある場合でも、ダメ出しするのはそのあとです。まずは、業務を完遂してくれたことを評価するのです。

「通常業務なのだから、感謝の言葉など必要ないでしょう」と思われるかもしれません。理屈はその通りです。しかし、部下のモチベーションを維持したいのであれば、そういう声かけは欠かせないのです。

そもそも、昨今のビジネス現場は、グローバル化や省力化で一人にかかる負担が大きく、部下は慢性的な過重負荷の状態に置かれています。第1章で述べた通り、「戦闘モード」は長続きせず、自身のキャパシティを超えて、日々無理をしています。その無理に対して言葉の報酬を与え、次の仕事のモチベーションにつなげるのです。

些細なことのように思えるかもしれませんが、基本的に、部下は上司からの評価に飢えています。認められたいと欲しています。こまめに言葉の報酬を与えることで、報われた気持ちになります。

「自分は上司から必要とされている」と思えるほど、モチベーションを大きくできることはありません。その心理的効果は絶大なのです。

部下のストレス耐性を高める方法

仕事に対する意欲がどんなに高い部下でも、それを維持するのは容易ではありません。自分の意見が採用されない、量が多すぎる、人間関係が難しい、顧客からのクレームがあるなど、仕事には困難が付き物です。うまくいくことばかりではなく、日々押し寄せるストレスに限りはありません。

まともに対峙していると、気力と体力を消耗してしまい、ストレス反応の3段階が進行し、やがて心身に不調が生じてしまいます。

ストレス耐性が低下すると、客観的な判断ができなくなり、感情に支配され、悲観的になります。冷静な分析ができず、どうあがいても、うまくいく気がしなくなります。客観性が失われ、主観性に侵されていくのです。

つまり、ストレス対処能力を維持していくとは、客観性を維持し、悲観に流されない自分を作っていくということです。その際、知っておくとよいのが**一貫性感覚（Sense of Coherence ＝ＳＯＣ）**です。

ＳＯＣとは、イスラエルに移住したアメリカの社会学者Ａ・アントノフスキーの提唱した概念で、ナチスの強制収容所を生き延びた人たちを対象に、過酷な状況に絶望することなく生還できた人々の心理的特性を調査することで導き出されました。

それによると、SOCの高い人はストレス耐性が高い傾向にあり、抑うつにかかりにくく、自信があり、楽観的で、将来に対する揺るぎない希望を持っていました。

もし、あなたが、このSOCを部下に植えつけることができれば、部下のストレス耐性を高めることができます。

SOCには、3つの要素があります。これを意識して、部下に内在するSOCを高めるよう指導してください。

①把握可能感（sense of comprehensibility）

自分の置かれている状況を理解でき、将来をある程度予測できる感覚。つまり、冷静な状況判断と将来を予見する能力です。

この感覚に必要なのは、客観的な現状の分析能力です。困難に直面すると、人は冷静さを失い、パニックに陥ります。

もし、あなたの部下がそういう状況なら、まず落ちつかせ、冷静に現状を分析するよう指示します。これは、認知した現状から感情を排除する作業です。解決への道筋、アルゴリズムを作り、ゴールに向かう段階の一つひとつを明確にします。

この作業は、将棋やチェスなど、ゲームにおける思考と同じです。

たとえば、将棋で形勢が不利になったとき、パニックに陥り、「なんで自分がこんな目に遭わなきゃいけないんだ」などと考える棋士はいないでしょう。それより、どうやってこの難局を乗り切るか、頭の中で冷静に駒を動かして試行錯誤します。このように、あくまで、解決志向に考えるのです。

②処理可能感（sense of manageability）
どんな困難に直面したとしても、自分で切り抜けられるという感覚。

把握可能感で得られたゴールに向かうアルゴリズムは、それそのものが仮想的な成功体験につながります。心を落ち着かせ、「よし、これなら大丈夫だ。あとは実行するだけだ」となります。これが処理可能感です。

困難に直面したときや新しいことに取り組もうとするとき、人はあれこれ心配し、尻込みします。「うまくいかなかったらどうしよう」「あの人が反対しているから、やめたほうがいいんじゃないか」「自分の能力を超えている」。

これらは、不安と恐怖の言語化であり、そこから逃げる理由を無意識のうちに並べた結果です。回避するのが一番安全だから、往々にしてそうなるのです。

しかし、ビジネス現場で安易に逃げることは許されないし、それでは機会損失につながります。

処理可能感で最も重要なことは、実行です。それをしなければ、①は絵に描いた餅にすぎません。すでに①が目の前にあるのですから、もう考える必要はなく、実行あるのみなのです。

そのために必要な心理的な構えが、**「最後はうまくいく」「何とかなる」という楽観性、根拠のない自信**です。

ここは「根拠のない」というところが大事です。思い切って大雑把に考えてくださ い。細かく考えていると、尻込みにつながります。何らか問題の起こる可能性は当然ありますが、それは起こったときに考えればよいことです。

あなたは、何かに尻込みしている部下がいたら、このことを伝えてください。それが、部下が勇気を出して行動するための「背中の一押し」です。もちろん、資源、知識、資金、人脈など、できる限りの具体的なサポートをする必要はあります。

③有意味感（meaningfulness）

自分の人生、存在、やっている仕事には意味と価値があるという感覚。

困難やトラブルに直面するとき、「なんで自分がこんな目に遭わないといけないんだ」「不条理だ」という気分になって、腐ってしまいます。これを放置しておくと、容易に適応障害を発症してしまいます。

この有意味感は、仕事がうまくいっているときはもちろん、うまくいっていないときでも、いや、うまくいっていないときにこそ力を与えてくれます。

有意味感を身につけるには、困難を困難ととらえるのではなく、**人生が自分に問いかけてきている課題だ**ととらえます。自分の人生に試されていると、とらえるのです。課題には応えなければなりません。

すると、「なんで自分がこんな目に」と思うより、「じゃあ、どうやって対処しようか」「なにくそ、見返してやる」などと考えるようになります。そして、その困難を乗り越えたときには、自身の存在の意味を色濃く感じることができます。

とはいえ、うまくいくことばかりではありません。困難に打ち克てなかったときはどう考えるか。

それは、**決してあきらめない、**です。よく言われる「野球は9回2アウトから」

「ノーサイドまでわからない」です。結果が出るまで、希望を持ち続けます。

そのマインドのエネルギーになるのが、すでに述べた「最後はうまくいく」「何とかなる」という楽観性、根拠のない自信です。これを持ち続けるようにします。

有意味感は力の源泉となり、①の把握可能感につながります。その後、①から③を循環し続けます。

この一貫性感覚の思考プロセスが身についた部下は常に冷静で、客観的、楽観的に物事を判断でき、決して希望を捨てず、リスクを取ることができるようになります。

部下をどう叱るか

部下を否定しないために、あなたはまず、共感性を持って部下の立場に立ち、叱られるとはどういうことかを考える必要があります。

叱られるとは、否定されるということです。もちろん、それまでの文脈があり、結果的に有意義な「叱る」はありますが、どんな場面であろうと、叱るという行為自体は相手を否定しています。

否定されて人が感じるのは、不快と苦痛です。

本来、叱る目的は、失敗を修正し、目標に一刻でも早く到達するためです。しかし、叱ったことで部下がしょげてしまい、仕事への意欲が著しく低下してしまったり、叱りすぎてハラスメントと認定されてしまったりすることがあります。これでは、叱った意味がないばかりか逆効果です。

「叱る」については、叱られる部下と叱る上司、それぞれに注意すべき点があります。

まず、叱られた部下は、否定されたことにしっかりと向き合わなければなりません。自制力の高い部下なら、「なにくそ、負けてたまるか」「たしかに自分が悪いから、修正しよう」と受け止め、否定を跳ね返すことができます。しかし、気の弱い、感情に流されやすい部下では、「自分なんてダメだ」「もうおしまいだ」など全否定されたと受け取ります。こうなると、「叱る」ことのメリットはありません。

叱る側のあなたは、そういう部下の気質を見極め、どのように叱るかを考えなければなりません。これには、部下の心理状態を読み取る冷静さが必要です。

しかし、上司も人間です。叱るにあたっては、問題点以外に、どうしても「失望」「不満」「怒り」などの感情が付随してきます。それらがあなたの語気を強め、興奮させてしまうのです。

勢いから、あなたはつい、「だからダメなんだよ」「こんなこと中学生でもできるぞ」など、言わなくてもいいことまで言ってしまうかもしれません。すると、部下を叱るという行為が本来の目的を外れ、否定するためだけの凶器になってしまいます。そこは注意しなければなりません。

否定しない叱り方

そうならないために、部下を否定しないでいかに叱るか、ということを考えてください。

では、どうするか。

根本的なことから言えば、否定しないで叱るためには、そのための土台作りが不可欠です。それは、あなたの普段のあり様そのもの、「上司―部下関係」です。信頼関係ができていない、険悪であるといった中で、否定しないで叱ることはできません。

要は、部下が叱られているときに、「この問題で叱られてはいるが、決して自分はすべてを否定されているわけではない」と思える日ごろの関係性が大事です。それは、すでに述べた、共感や信頼の構築に、ほかなりません。

そういう関係ができているという前提に立てば、叱り方の工夫として、**さらさない、語気を抑える、言葉を選ぶ、その後のフォロー**が大切になります。

まず、多くの部下がいる前で叱るのは、絶対に避けてください。それは、否定以上に屈辱を与えてしまいます。部下にとって相当なダメージであり、時には無用な恨みすら買ってしまいます。「見せしめ」としてあえて叱ったなどと聞くこともありますが、もってのほかです。

語気は、できるだけ抑えてください。なぜなら、感情とイコールだからです。語気を努めて抑えながら、感情が暴発しないよう、客観的に、問題点にのみフォーカスします。語気を強めると、それに乗って自分の感情が暴発し、言わなくていいことまで言ってしまいます。

語気を抑え、否定しているのはあくまで業務上の問題箇所であり、あなた（部下）の人間性自体ではないというメッセージを伝えます。もちろん、ミスの大きさによっては、あえて語気強く志気をあおるというやり方もありますが、あくまで内面は冷静でなければなりません。

フォローは、「叱る」という行為に必然的に付随してくる「否定」とバランスを取るということです。

フォローの意味するところは、「肯定」です。

たとえば、叱って否定したあとに「でも、ここはよくできていたぞ」などと肯定で締めると、部下の落ち込み度を和らげることができます。人間は、最後に言われた言葉が印象に残るので、語順を意識し、叱ったあとにフォローするようにしてください。

その際、業務に直接関係のないことにも積極的に言及します。

最近、残業続きで疲れている部下に、「身体、大丈夫か、たまには休みを取ったらどうだ」など、生身の人間として気遣う言葉をかけます。そうすれば、「上司は自分のことを気にかけてくれているんだ」と思い、安心します。

そうやって、「叱る」とのバランスを常に意識するようにしてください。

世代間のギャップと「上司を演じる」

どんな企業であれ、上司に昇進するにはそれなりの年月を要します。

あなたが30代だとしても、新しく入ってきた部下との間には10年近い年齢差があることになります。昇級が進めば進むほどこの差は大きくなり、共有する記憶、受けた教育、人生観など、あらゆる面において差異が出てきます。

結果、「最近の若い奴は何を考えているかわからん」「課長の考えは古いんですよ」そんな会話が日常的に交わされます。

注意すべきは、世代間ギャップは技術や情報、娯楽といった時間による流動性の高いものに限られるということです。**信念や倫理、礼儀、信頼など、人としてどうあるべきかということについては、いつの時代も変わりません。**より大切なのは後者のほうです。しかし、両者を一緒くたにして上の世代を否定する傾向が若い世代にはあります。

あなたは、「古い」と言われたからといって、気にする必要はありません。技術に関する部分こそ必死で知識をアップデートする必要がありますが、人生から得た信念や人生観は、自信を持って貫きましょう。

一番よくないのは、「古い」と言われたからといって、その劣等感を隠したいあまりに部下に迎合し、表面的な知識だけを取り繕ってしまうことです。体験してきたものが違うのですから、無理に合わせようとしなくてもいいのです。それより、培ってきた信念、人生経験の蓄積から得られた経験知を貫くほうが、よほど素敵な上司に見えます。

自分から世代間の壁を作らず、「最近の若い者は」などと言わないようにしてください。「考えが古い」と言われても目くじらを立てず、新しく学ぶべきものを提示してくれる機会ぐらいにとらえ、必要なものは学び直すという意識を持ちましょう。

どうして、こんなことに一節を割いて述べるのかというと、信念を貫き通すあなたの姿に、部下は憧憬を抱くからです。この憧憬が、あなたを上司としてより高い位置に置いてくれます。

あなたは、部下よりも数年、あるいは十数年、数十年分多くの人生経験をしています。自分の経験していないその年数の中に部下が何を期待するかというと、成長あるいは成熟です。

それには、仕事に関する部分と人間に関する部分があります。自分がまだ到達していない技術、知識と、人としての未達の境地をあなたの姿に映し出しています。あなたの言動、立ち居振る舞いによってそれを確認できたとき、部下はあなたに多大な尊敬の念を抱きます。

反面、期待に反する言動に接してしまうと、大きな失望となってしまいます。「40

歳を超えているのに、この程度か」というわけです。年上に対する憧憬は普遍的である分、いったん失望してしまうと修正は難しく、上司としては信頼されなくなります。ここは、注意が必要です。

にもかかわらず、現実を見ると、多くの上司がここで失敗しています。その理由は、若い人が期待するほど、上司自身は成長を実感していないからです。

40歳を過ぎたとしても、20代のころと同じような過ちも犯せば、欲望も抱きます。「なんだ、20代のころの自分とちっとも変わってないじゃないか」自嘲気味に漏らす40代以上は多いのです。

しかし、間違いなく成長しています。部下が経験してない年数の中で、仕事の技術も上がり、さまざまな経験から人間的にも確実に成長しています。

問題は、若者が、あなたが現実に成長した以上のものを期待するということです。そう、年上に対する若者の憧憬は過大なのです。

もう少し細かく見ると、あなたの中には、成長している部分としていない部分があります。技術や知識、知見は変化し、進歩していきますが、性格や気質、感情、欲求といったものは、年齢が進んだからといってさほど変わりません。その変わらない部分を見せてしまうと、失望されてしまうのです。

では、上司として、何に気をつけるべきか。

あなたは、**期待される上司を演じてください。**それがうまくはまれば、部下から多大な信頼を得られます。決して、失望を買ってはいけません。

部下をだませと言っているのではありません。上司を演じるということは、よい上司として振る舞うということです。

「演じる」意識を持つことで、過剰な感情を抑えることができます。冷静に行動できるようにもなります。何らかの欲望に負け、つい信念から逸れるような行動を取りそうになったときでも、抑制できるようになります。

演じることを続け、やがてそれが板についてくると、ことさら演じるという意識を持たなくても、あなたはそのようにできるようになります。つまり、そのような人になっています。

そう、「できる上司」は演じることから始め、自ら作っていくと言ってもよいでしょう。

男性部下と女性部下で対応を変えるポイント

昨今ではLGBTを取り巻くさまざまな問題がありますが、ここではわかりやすく考えるため、男性と女性の二つに分けます。

一般的に男性と女性では、ストレスに対する感じ方、反応の出方、対処の仕方が異なる傾向にあります。

厚生労働省が2012年に行った「労働者健康状況調査」によりますと、職場にストレスを感じている労働者の割合は、男女とも6割程度で差がありませんでした。

しかし、何にストレスを感じているかということになると、男性は仕事の質と量、人間関係とバラつきが見られましたが、女性は人間関係が1位でした。

ストレスを相談する相手については、男女ともに「家族・友人」が1位、2位が「上司・同僚」でしたが、女性では「家族・友人」の比率が高く、「産業医」に相談するのは男性の半数ほどでした。男性は問題解決として産業医に相談し、女性はおしゃべりをするなどしてストレスを発散する対処行動がうかがえます。

上司との関係については、財団法人満井就職支援奨学財団と一般財団法人静岡経済研究所が共同で行った研究「職場の上司と部下の関係実態調査2010年」に興味深い結果が出ています。

「上司との関係が損なわれた」と思うエピソードで、男性では「自分のミス」「土壇場で修正が入る」「コミュニケーション不足」「フォローなし」が上位でしたが、女性では「頭ごなし・納得できない指示命令や叱り方」「相談しても助言なし」「かばってくれない・責任転嫁」「人によって対応が変わる」でした。

また、「上司との信頼関係が深まった」と思うエピソードでは、男性で「業務外（飲み会・食事会・プライベートな会話）」「上司サポート」「声かけ・言葉」が上位だったのに対し、女性では「評価（ほめる・認める）」「相談・依頼ごとに対応」「声かけ、言葉」が上位でした。

この結果は、女性のほうが男性よりも、上司のより細かなコミュニケーションのあり方を気にしているということを示しています。

これを踏まえると、男性部下に対するのと同じマインドで女性部下に接していると、思わぬ反感を買ってしまうことがあると言えます。

女性部下に対応するにあたって、気をつけるべき点が二つあります。それは、**「結**

論より経過」と「より愛護的であれ」ということです。

まず、「結論より経過」です。

男性は、「AはBである、ゆえにCである」といった論理的な思考をしがちです。つまり、重要なのは結果であるCです。一方、女性は結果よりも経過に大きな意味を感じる傾向があります。「AはBである」の部分です。

たとえば、「買い物に行く」というとき、男性は目的の物を買えば買い物は終了です。しかし、女性は、あれもいいこれもかわいいと、いろいろな店を見て回ることに大きな意味を見出します。これと同じことが、職場にも当てはまるのです。

では、職場における「経過」とは何でしょうか。

それは、日常のコミュニケーションそのものです。指示そのものではなく、命令そのものではなく、そこに至るコミュニケーションが女性にとっては重要なのです。

何らかの指示を出すにしても、そっけなく「これやっといて」と書類を突き出すのではなく、「悪いけれど、お願い」などとちょっとした気遣いを加えて言うほうが、女性には好まれます。

「面倒くさい」「なんで女性社員の顔色をうかがわないといけないんだ」と言う男性上司の不満の声が聞こえてきそうです。

「おもねろ」というのではありません。

言葉そのものというよりも、その背後にある配慮の心に、女性は共鳴しやすいのです。そこに共鳴すれば、スムーズに事が進むでしょうし、共鳴しなければ思わぬ反発につながりかねません。部下のコントロールという観点から見たとき、どちらを選ぶべきかは明白です。

二つ目の**「愛護的であれ」**とは、その配慮そのものです。これは、「私はあなたを気にかけている」というメッセージです。

上司には、父性的側面と母性的側面があります。

父性的側面は、業務遂行の観点から厳しく客観的にアウトプットを求めていく一面であり、母性的側面は、部下の人間性重視の観点から優しく感情的に癒しを与えていく一面です。

女性部下に対しては、男性部下に対する以上に母親的態度で接することが大切です。そうしたほうがいい理由は、女性が配慮に共鳴しやすいということとともに、職場の男性に対して、心のどこかで警戒を抱いているものだからです。

なぜ、そう言えるか。女性は、「守る」ということが遺伝的に刷り込まれているからです。子どもや家族を外敵から守るという、古来からの記憶です。

一方、男性のそれは「攻撃」です。狩猟の記憶でしょう。つまり、家族でも友達でもない職場の男性に対して、女性の基本的なスタンスは、その「攻撃」から身を「守る」ということであり「警戒」なのです。

「上司―部下関係」というのは、家族や恋人のように濃密ではない、むしろ希薄な人間関係です。ゆえに、女性部下は誰でも職場で防御態勢を取っていると思ってください。「愛護的であれ」というのには、それをほぐし、女性部下が本能的に抱いている「警戒」をゆるめるという狙いがあります。安易に高圧的な態度で臨んでしまうと「攻撃」と受け取られ、より心を閉ざしてしまいます。

近年は、ここにLGBTの部下の存在を考慮するケースがあります。

本人がこれを公言しない場合は周囲も気づいていないことがほとんどなので、上司としては生物学的な性に則って対応しますが、LGBTであると公言している部下については、その人が自認する性に則して対応する必要があります。

昔と違って、今は女性も重要な戦力の一端を担っています。そんな中、LGBTの存在は、生物学的な性の境界をより曖昧にしています。あるのは心理的な性差のみであると考えたほうがよさそうです。そこに目を配り、あなたは女性部下、男性部下、あるいはLGBTの部下のそれぞれに合った声かけをし、その人の心理的な性に応じた対応をすることが大事なのです。

「責任は私が取る」と言えるか？

こうして見てくると、信頼される上司というのは、「私についてこい」の言葉に代表される支配者的態度よりも、親のように寄り添ってくれる愛護的態度がより重要であるということがわかります。

すでに述べたように、愛護的態度はどちらかというと母親的態度、支配的態度は父親的態度であると言えます。今まで述べてきた共感性や信頼は、愛護的態度に属していますが、父親的態度が不要というわけではありません。現代のビジネス現場において、母親的態度があまりにも軽視されているので強調してきたにすぎません。

ここでは、上司の支配的態度、父親的態度について見ていきましょう。

上司—部下という関係性は、本来、上意下達と下意上達の二つの機能を有しています。適応障害にり患した患者さんを見ていると、下意上達の脱落したいびつな上司—部下関係が多く見受けられます。これは、父子的関係というよりも封建的関係です。

上司―部下関係は、父子的関係であるべきです。

父子的関係に封建的要素はありませんが、いつしかそれが主従の概念にすり替わり、支配―被支配の構図に置き換わってしまいました。忠義を強いたかつての上下関係が影響しているのでしょうか。

たしかに、統制を取るために部下は上司に従わなければなりません。しかし、現代においては、身も心も捧げる義務などありません。それを強いる上司―部下関係は、病的です。現代の上司―部下関係は、あくまで父子関係的な側面を持つべきです。

では、上司がその父性的支配権を行使する場面はどういうものでしょうか。それは、次の3つです。

①設定した目標に部下を向かわせる方向づけ
②異動や転勤などの人事
③部下の業務に対する責任の請負

あなたは、これらを意識することなく日常業務としてこなしています。

この中で注意すべきは、③の「責任」です。

部下の業務への責任を負うことによって、上司は一定のリスクを負います。それは当たり前のことですが、多くの職場でこれを避けたがる上司が存在します。のらりくらりとかわし、責任の所在を曖昧にし、都合の悪いことが起きると責任を部下に押しつけます。そのことで、部下の行動の自由度が制限されてしまいます。

刻々と変化するビジネス現場において、現場のプレイヤーが臨機応変に意思決定をするというのは、重要なことです。いちいち上司に報告し、決定を待っていては、機会損失につながりかねません。

だからこそ、部下の行動と意思決定の責任は上司が取るという意志をあなたは明確に宣言し、部下に最大限の自由度を与えるようにしなければなりません。

「責任は私が取るから、あとは好きなようにやれ」

あなたは、部下にそう言えるでしょうか。そのために必要なのが、これまで述べてきた、部下への共感、信頼、責任感、リスクの許容、そして父性的愛情です。

本章を読み進め、すべてを体得したあなたなら、自信を持って部下にそう宣言することができるはずです。

第5章

部下が「適応障害では？」と思ったら

部下の何に注目するか

一番やってはいけないのが、部下の適応障害の兆候に気づかず、または、うすうす気づいていても軽視してしまい、悪化してから、あわてて動き出すというものです。現実にはこのパターンが多く、相当悪化してから心療内科を受診するということになります。

では、部下の何に注目して見ておけばいいのでしょうか。

参考になるのが、2003年に厚生労働省が作成した「労働者の疲労蓄積度自己診断チェックリスト」です。これは、労働者の最近1ヶ月の自覚症状と勤務状況から、疲労の蓄積度を4段階で計る質問表です。

本来は、労働者本人が行う自己記入式のテストですが、質問の各項目を参考に、上司の目から見てどう映るかの判断材料にすることができます。

具体的には、**「直近の1ヶ月で認められる部下の体調の変化と勤務状況」**に着目し、あなた自身が「ある」「ない」で判定します。「ある」が半数を超えれば「医務室要相談」としてください。各項目は、「あなたから見た印象」と「要聴取」に分けます。

声かけにあたっては、後者を念頭に情報収集を行ってください。

「直近の1ヶ月で認められる部下の体調の変化と勤務状況」

①「あなたから見た印象」

□イライラしている　□不安げだ　□落ちつきがない　□身体の具合が悪そうだ
□やる気が感じられない　□疲れている　□表情が暗い
□仕事のミスが多くなった　□残業が月80時間を超えている
□不規則勤務がある

②「聴き取りからの情報」

□眠れていない　□朝起きたときから疲れている
□何らかの身体変調がある（頭痛、食欲不振など）
□仕事に対して精神的負担を感じている　□仕事に対して身体的負担を感じている
□疲れやすくなった

「イライラしている」「不安げだ」「落ちつきがない」「身体の具合が悪そうだ」「やる

気が感じられない」「疲れている」の項目は直接聞いてもいいのですが、評価を気にして否定する部下もいます。あくまで上司の目にどう映るか、以前と比較するとどういう状態か、というところを大切にしてください。

「疲れている」と「疲れやすくなった」は似ていますが、前者は、印象としてあなたの目で判断することができますが、後者は本人の感じ方なので、第三者からは見えません。

これら16項目のうち、「ある」が**5～8項目であれば要注意として経過観察、9項目以上であれば「医務室要相談」**です。

もう一つ重要な着眼点は、時間の経過の中でこれらの項目がどう変化したかです。たとえば、3ヶ月前はすべての項目で「ない」だったのが、今月判定してみると「ある」が5項目もついてしまったというときは、経過観察を続けるのではなく、早急に医務室に相談してください。進行性の悪化は、要注意です。

さらに判定の精度を上げるためには、これら16項目を、ほかの上司やリーダー、医務室の保健スタッフと共有し、その人たちにも判定してもらうようにするとよいでしょう。各人で判定にばらつきがあることもあるでしょうし、誰の目から見ても9項目以上当てはまることもあります。ばらつきのある場合は経過観察ですが、後者では環境調整の必要性が濃厚となります。

これらを「3要因ノート」に記入しておけば、より詳細な内容とすることができます。

「ストレスチェック制度」について知る

ストレスチェック制度は、2015年12月に国の制度として義務化されました。その目的は、メンタルヘルス不全を未然に防止するため、労働者個人のストレスへの気づきを促すというものです。高ストレスと評価された労働者に対しては適切な事後対応を行い、職場ストレスのリスク要因を事業所として把握・評価し、職場環境の改善を図ります。

問題点は、一次予防であることです。一次予防とは、あくまで被験者本人への気づきを促すということで、メンタルヘルス不全の早期発見を目的とした二次予防ではありません。

気づきの促しの何が問題かというと、テスト結果の開示が被験者本人の裁量にゆだねられているということです。つまり、本人が希望しない限り、どんなに結果が悪くても保健スタッフや産業医が相談に乗ることはできません。

ストレスチェック制度の実施状況は、2018年度の労働安全衛生調査によると、労働者数50人以上の事業場について実施した事業場の割合が、80・3パーセントでした。高い割合で実施されていると言えますが、業種ごとにばらつきが見られます。「鉱業、採石業、砂利採取業」では100パーセントでしたが、「生活関連サービス業、娯楽業」「宿泊業、飲食サービス業」でそれぞれ44・1パーセント、59・8パーセントでした。労働者が50人を切る事業所では、さらに実施率が下がる傾向にあります。

このように、まだまだ完全ではない制度ではありますが、メンタルヘルス不全をケアしていこうという姿勢を国として示したという点で評価できます。なにしろ、つい20年前までは、メンタルヘルス不全という言葉すら存在せず、気のゆるみや根性論で片づけられていたのですから。

ストレスチェック制度の運用は、基本的には年に一回行われ、結果を渡された当事者が自身のストレスに気づき、医務室や産業医に相談を申し入れるという態になります。その際、質問紙票として使用されるのが**「職業性ストレス簡易調査票」**（図表5－1～5－3参照）です。

図表5-1 職業性ストレス簡易調査票 仕事の負荷

A) あなたの仕事についてうかがいます。最もあてはまるものに◯をつけてください。

1	非常にたくさんの仕事をしなければならない	□そうだ(1)	□まあそうだ(2)	□ややちがう(3)	□ちがう(4)
2	時間内に仕事が処理しきれない	□そうだ(1)	□まあそうだ(2)	□ややちがう(3)	□ちがう(4)
3	一生懸命働かなければならない	□そうだ(1)	□まあそうだ(2)	□ややちがう(3)	□ちがう(4)
4	かなり注意を集中する必要がある	□そうだ(1)	□まあそうだ(2)	□ややちがう(3)	□ちがう(4)
5	高度の知識や技術が必要な、難しい仕事だ	□そうだ(1)	□まあそうだ(2)	□ややちがう(3)	□ちがう(4)
6	勤務時間中はいつも仕事のことを考えていなければならない	□そうだ(1)	□まあそうだ(2)	□ややちがう(3)	□ちがう(4)
7	身体を大変よく使う仕事だ	□そうだ(1)	□まあそうだ(2)	□ややちがう(3)	□ちがう(4)
8	自分のペースで仕事ができる	□そうだ(1)	□まあそうだ(2)	□ややちがう(3)	□ちがう(4)
9	自分で仕事の順番・やり方を決めることができる	□そうだ(1)	□まあそうだ(2)	□ややちがう(3)	□ちがう(4)
10	職場の仕事の方針に自分の意見を反映できる	□そうだ(1)	□まあそうだ(2)	□ややちがう(3)	□ちがう(4)
11	自分の技能や知識を仕事で使うことが少ない	□そうだ(1)	□まあそうだ(2)	□ややちがう(3)	□ちがう(4)
12	私の部署内で意見のくい違いがある	□そうだ(1)	□まあそうだ(2)	□ややちがう(3)	□ちがう(4)
13	私の部署とほかの部署とは、うまが合わない	□そうだ(1)	□まあそうだ(2)	□ややちがう(3)	□ちがう(4)
14	私の職場の雰囲気は友好的である	□そうだ(1)	□まあそうだ(2)	□ややちがう(3)	□ちがう(4)
15	私の職場の作業環境(騒音、照明、温度、換気など)はよくない	□そうだ(1)	□まあそうだ(2)	□ややちがう(3)	□ちがう(4)
16	仕事の内容は自分に合っている	□そうだ(1)	□まあそうだ(2)	□ややちがう(3)	□ちがう(4)
17	働きがいのある仕事だ	□そうだ(1)	□まあそうだ(2)	□ややちがう(3)	□ちがう(4)

出典:厚生労働省 職業性ストレス簡易調査票(57項目)

図表5-2　職業性ストレス簡易調査票 ストレス反応

B）最近1ヶ月間のあなたの状態についてうかがいます。最もあてはまるものに◯をつけてください。

1	活気がわいてくる	□ほとんどなかった(1)	□ときどきあった(2)	□しばしばあった(3)	□ほとんどいつもあった(4)
2	元気がいっぱいだ	□ほとんどなかった(1)	□ときどきあった(2)	□しばしばあった(3)	□ほとんどいつもあった(4)
3	生き生きする	□ほとんどなかった(1)	□ときどきあった(2)	□しばしばあった(3)	□ほとんどいつもあった(4)
4	怒りを感じる	□ほとんどなかった(1)	□ときどきあった(2)	□しばしばあった(3)	□ほとんどいつもあった(4)
5	内心腹立たしい	□ほとんどなかった(1)	□ときどきあった(2)	□しばしばあった(3)	□ほとんどいつもあった(4)
6	イライラしている	□ほとんどなかった(1)	□ときどきあった(2)	□しばしばあった(3)	□ほとんどいつもあった(4)
7	ひどく疲れた	□ほとんどなかった(1)	□ときどきあった(2)	□しばしばあった(3)	□ほとんどいつもあった(4)
8	へとへとだ	□ほとんどなかった(1)	□ときどきあった(2)	□しばしばあった(3)	□ほとんどいつもあった(4)
9	だるい	□ほとんどなかった(1)	□ときどきあった(2)	□しばしばあった(3)	□ほとんどいつもあった(4)
10	気がはりつめている	□ほとんどなかった(1)	□ときどきあった(2)	□しばしばあった(3)	□ほとんどいつもあった(4)
11	不安だ	□ほとんどなかった(1)	□ときどきあった(2)	□しばしばあった(3)	□ほとんどいつもあった(4)
12	落ちつかない	□ほとんどなかった(1)	□ときどきあった(2)	□しばしばあった(3)	□ほとんどいつもあった(4)
13	憂うつだ	□ほとんどなかった(1)	□ときどきあった(2)	□しばしばあった(3)	□ほとんどいつもあった(4)
14	何をするのも面倒だ	□ほとんどなかった(1)	□ときどきあった(2)	□しばしばあった(3)	□ほとんどいつもあった(4)
15	物事に集中できない	□ほとんどなかった(1)	□ときどきあった(2)	□しばしばあった(3)	□ほとんどいつもあった(4)

16	気分が晴れない	□ほとんどなかった(1)	□ときどきあった(2)	□しばしばあった(3)	□ほとんどいつもあった(4)
17	仕事が手につかない	□ほとんどなかった(1)	□ときどきあった(2)	□しばしばあった(3)	□ほとんどいつもあった(4)
18	悲しいと感じる	□ほとんどなかった(1)	□ときどきあった(2)	□しばしばあった(3)	□ほとんどいつもあった(4)
19	めまいがする	□ほとんどなかった(1)	□ときどきあった(2)	□しばしばあった(3)	□ほとんどいつもあった(4)
20	身体のふしぶしが痛む	□ほとんどなかった(1)	□ときどきあった(2)	□しばしばあった(3)	□ほとんどいつもあった(4)
21	頭が重かったり、頭痛がする	□ほとんどなかった(1)	□ときどきあった(2)	□しばしばあった(3)	□ほとんどいつもあった(4)
22	首筋や肩がこる	□ほとんどなかった(1)	□ときどきあった(2)	□しばしばあった(3)	□ほとんどいつもあった(4)
23	腰が痛い	□ほとんどなかった(1)	□ときどきあった(2)	□しばしばあった(3)	□ほとんどいつもあった(4)
24	目が疲れる	□ほとんどなかった(1)	□ときどきあった(2)	□しばしばあった(3)	□ほとんどいつもあった(4)
25	動悸や息切れがする	□ほとんどなかった(1)	□ときどきあった(2)	□しばしばあった(3)	□ほとんどいつもあった(4)
26	胃腸の具合が悪い	□ほとんどなかった(1)	□ときどきあった(2)	□しばしばあった(3)	□ほとんどいつもあった(4)
27	食欲がない	□ほとんどなかった(1)	□ときどきあった(2)	□しばしばあった(3)	□ほとんどいつもあった(4)
28	便秘や下痢をする	□ほとんどなかった(1)	□ときどきあった(2)	□しばしばあった(3)	□ほとんどいつもあった(4)
29	よく眠れない	□ほとんどなかった(1)	□ときどきあった(2)	□しばしばあった(3)	□ほとんどいつもあった(4)

出典：厚生労働省 職業性ストレス簡易調査票(57項目)

図表5-3　職業性ストレス簡易調査票
周囲のサポートと満足度

C）あなたの周りの方々についてうかがいます。最もあてはまるものに○をつけてください。

次の人たちはどのくらい気軽に話ができますか？

1	上司	□非常に(1)	□かなり(2)	□多少(3)	□全くない(4)
2	職場の同僚	□非常に(1)	□かなり(2)	□多少(3)	□全くない(4)
3	配偶者、家族、友人等	□非常に(1)	□かなり(2)	□多少(3)	□全くない(4)

あなたが困ったとき、次の人たちはどのくらい頼りになりますか？

4	上司	□非常に(1)	□かなり(2)	□多少(3)	□全くない(4)
5	職場の同僚	□非常に(1)	□かなり(2)	□多少(3)	□全くない(4)
6	配偶者、家族、友人等	□非常に(1)	□かなり(2)	□多少(3)	□全くない(4)

あなたの個人的な問題を相談したら、次の人たちはどのくらい聞いてくれますか？

7	上司	□非常に(1)	□かなり(2)	□多少(3)	□全くない(4)
8	職場の同僚	□非常に(1)	□かなり(2)	□多少(3)	□全くない(4)
9	配偶者、家族、友人等	□非常に(1)	□かなり(2)	□多少(3)	□全くない(4)

D）満足度について

1	仕事に満足だ	□満足(1)	□まあ満足(2)	□やや不満足(3)	□不満足(4)
2	家庭生活に満足だ	□満足(1)	□まあ満足(2)	□やや不満足(3)	□不満足(4)

出典：厚生労働省 職業性ストレス簡易調査票(57項目)

「職業性ストレス簡易調査票」は、米国のNIOSH（National Institute of Occupational Safety and Health）の職業性ストレス調査票等を参考に、2000年にわが国で開発されました。各種因子分析と実際の運用結果から、十分に信頼性があると認められています。

調査項目は、**A仕事の負荷（ストレス要因）、Bストレス反応、C周囲のサポート、D満足度**の4領域57項目から成ります。

ストレスチェック制度を日常にどう生かすか

ストレスチェック制度の結果は、保健師、産業医などが処理し、当事者である従業員に報告されます。高ストレスの者には、保健師、産業医から説明があり、気づきを促し、個別相談を受けるよう指導がなされます。

職場環境に問題があれば、上司を含めた部署全体として改善を図っていきます。上司は、保健師、産業医からの助言に積極的に耳を傾ける必要があります。

ストレスチェック制度に利用される「職業性ストレス簡易調査票」は、職場環境と従業員の問題点を抽出できる便利なツールです。できれば、年に一度のストレスチェック制度だけではなく、日常の職場管理に生かしたいところです。

しかし、57ある項目を日常的にチェックするのは大変で、暗記することなどできません。そこで、項目数を減らした簡易版を使い、部下の日ごろの**心身ストレス**と**職場環境のストレス**のチェックに利用します。簡易版として、一般的に23項目を取り出したものがありますが、ここではさらに項目を減らし、19項目とします。

まず、心身のストレスは、Bストレス反応から次の9項目を取り出します。これから、部下の「抑うつ・不安・疲労」の度合いが把握できます。

□ひどく疲れた　□へとへとだ　□だるい　□気がはりつめている
□不安だ　□落ちつかない　□憂うつ　□何をするのも面倒だ
□よく眠れない

これを「職業性ストレス簡易調査票」と同じ4段階、「ほとんどなかった1点、ときどきあった2点、しばしばあった3点、ほとんどいつもあった4点」で評価し、27点以上であれば「抑うつ・不安・疲労の度合いが高い」と判定します。

次に、職場環境のストレスについて、A仕事の負荷（ストレス要因）とC周囲のサポートから次の10項目を一部改変して取り出します。

□非常にたくさんの仕事をしなければならない　□時間内に仕事が処理しきれない
□一生懸命働かなければならない（以上が量的労働負荷）
□自分のペースで仕事ができる　□自分で仕事の順番と方法を決めることができる
□自分の技能や知識を仕事で使うことができる（以上が仕事のコントロール）
□上司と気軽に話せる・困ったとき上司は頼りになる
□上司は個人的な相談に乗ってくれる（以上が上司からのサポート）
□同僚と気軽に話せる・困ったとき同僚は頼りになる
□同僚は個人的な相談に乗ってくれる（以上が同僚からのサポート）

判定は、「量的労働負荷」については「心身ストレス」と同じ4段階を用い、それ以外は「非常に1点、かなり2点、多少3点、全くない4点」で評価します。

これには、明確なカットオフポイントが公式には設定されていませんが、当院の集計では30点を超えるようだと「職場環境のストレスが相当に高い」と判断できる結果となっています。

この短縮版は、A4用紙一枚にまとめることのできる程度の量です。これを定期的に（1～3ヶ月に一度くらい）部下に書かせることで、ストレスの早期把握、ひいては適応障害の発症を未然に防ぐことができるようになります。

初動以前の対応とは

第2章でストレス反応の3段階、「警告期」「抵抗期」「疲弊期」について述べました。「警告期」はストレスに直面したことによる緊張と高揚の時期、「抵抗期」でそれが安定的に機能し、「疲弊期」では破たんして心身に不調を生じます。

部下が不調を自覚し、「職業性ストレス簡易調査票」のBストレス反応で点数が高くなる状況、もしくは、あなたが上司として部下を観察し、何らかの変調を認めるようになる時期というのは、ストレス反応の3段階に当てはめれば「疲弊期」です。「疲弊期」のできるだけ初期に心身の変調を抽出しようというのが、適応障害を未然に防ぐための重要なポイントになります。そのための手段を、これまで述べてきました。

しかし、3段階の流れで見ると、「警告期」「抵抗期」の段階、つまりストレスに十分対処できている、精力的に仕事をこなしている段階においてこそ、その先の「疲弊期」の予測ができれば理想的です。それが、初動以前の対応です。

では、勤務状況と心身の状態に何の問題もないときに、どうやって「疲弊期」が迫っていることを予測すればいいのでしょうか。

それにも、「職業性ストレス簡易調査票」を利用することができます。

先に述べましたように、「職業性ストレス簡易調査票」には、A仕事の負荷（ストレス要因）、Bストレス反応、C周囲のサポート、D満足度の4領域があります。

では、いまだ「抵抗期」にあるけれども、このままいけば間違いなく「疲弊期」に突入するというときに何が起こるでしょうか。

それは、**Bの得点と、A、C、Dの得点との間の乖離**です。つまり、Bストレス反応の得点は低いのに、ほかの3領域が高いという状態です。

これは、心と身体には自覚できる異常が生じていないけれども、周辺環境には多大なストレスを感じているということです。過重労働や無理な深夜勤務、出張、上司や同僚との人間関係の問題などが、ここに反映されてきます。簡易版においても、これは言えることです。

この乖離は、いわば黄色信号です。

ストレスチェック制度以外で、あなたは簡易版を用いて日々部下の状態をチェックしながら、乖離が認められたら、個別に声かけして相談に乗り、環境面の問題を修正するようにします。それによって、部下が引き続き良好なパフォーマンスを維持できるかをチェックします。そうやって、「疲弊期」に入るのを未然に食い止めます。

環境が調整され、部下のパフォーマンスが低下しないからといって、安心はしないでください。彼（彼女）のストレス耐性は、限界が近づいているのかもしれません。そこをカバーするために、この章の冒頭で述べた「直近の1ヶ月で認められる部下の体調の変化と勤務状況」のチェック項目を駆使します。

もし、「直近の1ヶ月で認められる部下の体調の変化と勤務状況」や「職業性ストレス簡易調査票」簡易版の「抑うつ・不安・疲労」の度合いが高まるようであれば、赤信号である「疲弊期」に足を踏み入れたと判断し、医務室や産業医に相談してください。

外部要因をいかに調整するか

第2章で述べたように、適応障害の外部要因とは、職場環境に生じている直接のストレス要因です。この外部要因をいかに調整すべきかは、組織内にいる上司としてのあなたが最も力を発揮できるところです。と同時に、医師など組織外の第三者が介入するのは困難な部分です。

適応障害の患者さんの全例に言えるのが、その調整がほぼされていないということです。過重労働、長時間勤務、パワーハラスメント、悪しき人間関係が軽減されることなく漫然と続いています。

なぜ調整が行き届かないかと上司に問うと、おそらく「忙しいから」「みんな我慢していること」「特別扱いはできない」「人員にゆとりがない」などと答えます。たしかに、その通りで、その答えに偽りはないでしょう。

しかし、本当に調整が不可能なのかというと、決してそうではないはずです。なぜなら、業務の遂行が困難になった患者さんに、「適応障害」の病名とともに「軽減勤務が望ましい」といった一筆を添えると、たいていの組織は調整に向けて重い腰を上げるからです。

外部要因の調整が実行されない理由として、次の項目が挙げられます。

①部下の状態への認識が不足している
②調整のために割く労力の余裕がない

③そもそも調整しようという意識がない

ほかにも挙げればきりがありませんが、大枠としてはこの3つだろうと思われます。そして、先の問いへの答えとして聞こえてきた数々の上司の言葉は、これらを覆い隠す言い訳にすぎません。

あなたは、適応障害の部下を前にしたとき、この3つを自問してみる必要があります。そして、部下を適応障害から救うために、多忙を極める中ではあるにしろ、何かできることはないかと考えてみるべきです。

ここで一つ注意すべきは、外部要因の調整を一刻も早くしなければならないケースを見逃さないことです。もし、そうしなければ、あなたも会社も、法的な責任を問われかねません。それは、労働災害と認定されるケースです。

精神障害の労災認定要件は、次の3つです。

①認定基準の対象となる精神障害を発病していること
②認定基準の対象となる精神障害の発病前おおむね6ヶ月の間に、業務による強い心理的負荷が認められること

③業務以外の心理的負荷や個体側要因により発病したとは認められないこと

精神障害の労災認定について、2000年には請求件数が212件、認定数36件でした。しかし、15年後の2015年には、それぞれ1515件、472件と急増しています。今後、さらに増加していくことが見込まれます。自己防衛という意味でも、外部要因の調整を軽く考えてはいけません。

①の認定基準の対象となる精神障害には気分障害が含まれ、適応障害はこれに当たります。②は、ストレス源としての外部要因の存在を6ヶ月以上放置してはいけないということです。

労災認定という視点から見たとき、次に挙げる状況が部下に起きたとき、あなたはすみやかに調整すべきです。

①月80時間以上の残業
②2週間（12日間）以上にわたる連続勤務
③達成困難なノルマ
④ひどい嫌がらせ、いじめ、暴行

⑤上司や同僚、部下によるパワーハラスメント
⑥セクシュアルハラスメント

これらは、労災認定を回避するためだけではなく、労災認定されかねないほどに劣悪な外部要因を取り除く義務があるという視点でとらえてください。

ちなみに、労災の認定は、あくまで個々の事案ごとに判断することになり、客観的な基準はありません。ただし、勤怠の時間だけは数字で判断できる部分なので、注意してください。万が一、労災認定の請求をされた際、月の残業時間だけは申し開きができません。あなたは上司として、厳格にこれを管理しておく必要があります。

医療にあずけるタイミング

これも、早いに越したことはありません。とはいえ、ただ闇雲に「病院に行ってこい」と言うだけでは、上司としての職責を果たしたことにはなりません。

病院にかかるということは、部下自身にとってみれば深刻なことであり、そのため

の休暇を取らなければなりません。家族と相談することも必要です。

上司は、部下の人生の一端を預けられているのであり、受診について、自身の家族に対するのと同じように真剣に考える必要があります。

病院の受診を検討するにあたり、まず必要なことは、医務室の保健師や産業医、そういう者がいない小規模事業場では、健康管理の担当者に相談することです。保健師や産業医は、あなたの身近にいる医療者であり、より的確なアドバイスをくれるはずです。また、受診先が紹介状を必要としている医療機関であれば、紹介状を書いてくれるはずです。

部下の病院受診を検討するまでに、あなたは、すでに次のことを行っているはずです。つまり、「3要因ノート」をつける、勤怠をチェックする、表情や行動の変化に注視する、心や身体の状態について聴取する、ストレスチェックを行う、医務室に相談する、などです。

ここまでで、あなたは元気に頑張っていた部下が病んでいく姿を目にしており、いわば青信号が黄信号へ、さらに疲弊期である赤信号へと変わっていく過程を見ています。

では、いよいよ病院を受診すべき状態にまで悪化したということを赤信号の点滅とすると、何をもって、そのサインと判断すればいいのでしょうか。

次に掲げる現象が出現したら、すみやかに医務室、産業医と連携し、その指導のもと、躊躇なく医療機関の受診をすすめてください。

①業務不適応
端的には勤怠に表れます。遅刻や早退、欠勤が増えるなどです。

しかし、直接勤怠に表れなくても、ミスが増え、なおかつそれが繰り返される、期日を守れない、業務の要求水準に達しないなど、明らかなパフォーマンスの低下が認められれば、業務不適応と判断します。

②明らかな進行性
これは、部下に表れている心と身体の変調を、あなたが把握しているということが前提になります。その変調が、あなたの目から見て週単位で悪化していると判断できるときに「明らかに進行している」と判断します。

進行性の悪化は医務室相談、とすでに述べていますが、医務室を飛び越えて病院受診をすすめてもかまいません。

たとえば、このところ顔色が悪く、頭痛を訴えるようになった部下がいたとします。あなたは、そのことを把握し、気にかけています。

1週間後、さらに顔はやつれ、鎮痛剤を口に放り込む姿が増えました。声かけをして聞いてみると、やはり頭痛が悪化していると言います。さらに翌週になると、吐き気やめまいさえ訴え、とうとう遅刻するようになりました。

こうなると、この部下の身体の中で、何らかの抜き差しならない問題が生じている可能性が高くなります。それは、業務のストレスかもしれませんし、それとは関係のないプライベートの問題か、あるいは何らかの身体病変であるかもしれません。

ともあれ、早急に医療に預ける必要があります。医務室または病院受診をすすめ、何が起きているかを明確にするようにしてください。

③発作症状

発作症状とは、過呼吸、不安、動悸、呼吸苦、パニックなどの症状が突然起こることです。

多くの場合、その様は激烈であり、周囲はそれを放っておくことができません。業務は一時的に中断せざるを得ず、そこにいる誰もが混乱してしまいます。医務室の助けは必須で、場合によっては救急車を要請することになります。

救急搬送された場合、その症状に応じて、心臓や肺、脳の検査が行われます。しかし、ストレス反応では、そうした検査で異常が出ません。鎮静剤などを出されて帰されることになりますが、帰されたからといって一件落着ではありません。

そういう症状の背景には、蓄積されたストレスが必ずあります。発作が出るということは、そのストレスがすでに限度を超えて身体を蝕んでいるということです。放置しておくと、必ずまた発作が出ます。

ですから、一度でもそういう発作が認められたら、早急に精神科や心療内科を受診するよう話を進めていってください。

話の進め方、聞き方のポイント

これまで、あなたは上司として部下を観察してきています。

社内のメンタルヘルスケア体制を再確認し、適応障害とは何かを勉強し、あなたが気になっている部下について「3要因ノート」をつけ、よりよい上司になるためにはどうすればいいかを学んできました。

また、部下との距離を縮め、相談されやすい上司になるべく努め、疲労が蓄積している部下に対しては積極的に声かけをし、部下自らがその現状を再認識し、セルフコントロールができるよう仕向けてきました。

それでもいよいよ、これ以上は看過できないほどに心身の状態を悪化させている部下を目のあたりにします。病院にかかったほうがいいと思わざるを得ないときで、ストレス反応3段階の「疲弊期」に入ったときです。すでに医務室や産業医とは情報を共有しており、両者のアドバイスもあります。

この一連の流れの中で、当事者に対してあなたが直接行うべきこと、常に配慮しておかなければならないことは、**直面化**です。

直面化とは、部下が自身の心身の危機的な状況に対してはっきりとした自覚が持てるように仕向け、部下自らが体調をセルフコントロールできるようにすることです。

そのために、あなたは、これまで説明したストレスに関するチェック項目の結果を駆使し、部下に言葉をかけていかなければなりません。

その言葉は、仕事とは関係のない、個人としての部下を気遣う言葉である必要があります。難しい言葉ではありません。むしろシンプルです。まず、そこから始めます。

「ちゃんと睡眠は取れているのか？」
「なんだか最近顔色が悪いが、無理していないか？」
「痩せたように見えるが、ちゃんと食べているのか？」

ポイントは疑問形であることです。疑問形から入ることで、自身の心身の状態への顧みを促すことになります。

これに対しては、その場で答えが返ってくるものでもなく、それを期待するものでもありません。むしろ、「大丈夫です」などと、否定で返されることがほとんどです。目的は、あくまで気づきの促しです。

次に、あなた自身の心情、つまり心配しているということを伝えるようにします。

「疲れてそうで、どうも心配なんだよ」
「体調悪いんじゃないかって、ずっと気にかかっているんだよ」
「仕事が増えていて、申し訳なく思っているんだよ」

こういう心情を伝えることで、言われた部下は「仕事のコマではなく、人として尊重してくれている」と感じ、あなたへの信頼と親密度を増します。それが目的ではありませんが、そうすることで、あなたに警戒することなく、体調の悪さを正直に話してくれるようになります。

最後に、部下の心身の健康は十分に保証されているというメッセージを伝えます。

「つらければ遠慮なく言ってくれ。すぐに動くから」
「一人で抱え込んではいけない。会社に受け皿はあるから」
「安心して話してくれ。できる調整はするから」

こう伝えることで、頑張っていることに会社は報いてくれるという安心感を部下は持ちます。

この一連の話の持っていき方、**「疑問→心情→保証」**の流れを折にふれ、差しはさんでいけば、部下はあなたに心を開き、自身の状態を自ら顧み、素直にあなたに吐露できるようになります。つまり、言語化できるようになります。

すると、職場の環境調整をするにしろ、病院への受診にしろ、直面化が進み、話がスムーズに進むようになります。

勤務の軽減指示に抵抗する部下にどう対応するか

あなたが、「この部下は明らかに赤信号だ」と判断し、病院にかかるよう指示しても、頑なにそれに従おうとしない部下がいます。そういう部下は、たとえストレスチェック制度で引っかかっていたとしても、産業医に相談に訪れることはありません。彼（彼女）がそうする理由には、一定の傾向があります。それが、次の項目です。

①仕事に熱中するあまり、自身の心身の変調に気づいていない
②気づいていても仕事を優先し、心身の変調に無頓着になっている
③評価を気にするあまり、体調不良を公にしたくない

これらはすべて間違った認識であり、正す必要があります。

第2章で、執着性格の特徴として、失体感症と失感情症を挙げました（54～55ページ参照)。この二つは、執着性格でなくても、ビジネス現場が慢性的に過酷だと顔を出してきます。

納期が迫っている、社運をかけたプロジェクトだ、多額の資金をつぎ込んでいる、失敗したら多大な責任を負わされる、降格される、上司に叱られるなど、ビジネス現場には過度の集中を強いられるプレッシャーがあります。そういう中では、アウトプットを出すことが何よりも優先されてしまい、自分の体調に目を配る心のゆとりがありません。これは、単に考える時間がなくなるということではありません。

人間は、長期間過酷な状況下で一定のタスクを課され続けると、そこに疑問を差しはさむ思考力、つらいと感じる感情を無意識のうちに抑えつけるようになります。

かつて、アウシュビッツでの過酷な強制労働下、課された作業を人々が淡々とこなしたのは、こういう心理によります。その作業に疑問を感じて反抗したり、つらいと感じて止めてしまうと死につながるのですから、無理もありません。

これと似た状況が、現代のビジネス現場でも起きています。上司に認められたい、出世したい、そんな思いが組織の成果主義と共鳴し、心身の健康をないがしろにするのです。

それでいいわけがありません。部下は部下である前に人間であるとすでに述べました。上司は、人として信頼されるべきであるとも述べました。部下が、自身の「生活の質（Quality of Life）」を落としてまでパフォーマンスにこだわろうとするとき、あなたはそれを制御しなければなりません。

もし、制御しないまま、部下の熱意に任せて仕事に集中させ続けたら、脳出血や心筋梗塞などの致死的疾患に至るかもしれません。

これは、脅しで言っているのではありません。脳出血や心筋梗塞の発症は、過重労働の成れの果てであるというのは、すでに述べた通りです。

過重な集中の連続は、ストレス反応から高血圧や脂質代謝異常などを引き起こし、やがて血管が蝕まれ、限界に達すると破裂したり詰まったりします。心理面で耐え切れなくなれば、抑うつ状態を経て自殺に至ることさえあります。

もちろん、そこに至るまでには数年から数十年の時間を要しますが、人生の半分以上を職場で過ごすのですから、看過できない問題です。

あなたは、勤務軽減に抵抗する部下に直面したら、そのことをまず伝えてください。目先のアウトプットにばかりとらわれている部下は、現状が脳卒中や心筋梗塞、自殺に至る道筋の初期にあるとは夢にも思っていません。

そのことに気づかせ、仕事の負荷を減らし、心身の状態が回復してから、また思う存分働いてもらうようにしてください。

この説得は、ひょっとしたら、部下のその先の人生の行く末を決定するものであるかもしれません。致死的疾患にまっすぐに向かっているのを食い止めることになれば、あなたは上司として素晴らしい仕事をしたことになるのです。

部下の休職期間中にすべきこと

まず、あなたは自宅安静に入った部下の心理を理解する必要があります。適応障害に至った理由にもよりますが、特に職場環境がストレスであった場合、休職期間中の職場側からの関わり方が、その後の経過に大きな影響を及ぼします。

部下の休職期間中に職場側がすべき最も大切なことは、できるだけ連絡を取らないようにすることです。職場の中にストレス源が存在している場合は、なおさら徹底されなければなりません。

適応障害に陥ったとき、物理的に職場から離れればそれで改善する、というものではありません。

職場で被った心身の疲労の蓄積は、職場から離れてもしばらく続きます。職場からの連絡は、受けたストレスを生々しく思い起こさせ、心理的な再体験を引き起こします。それはまさに「身体は家、心は会社」という状態を作り出し、職場にいるのと何ら変わらないストレス状態を引き起こすのです。

よくあるのは、引き継ぎがうまくいかない、当該の部下にしかわからないといったことがあると、何かにつけてメールや電話で問い合わせが入るというものです。

職場の人からすれば仕方のないことですが、これは多大なストレスとなります。それは、ストレス源と直接関係のない、たとえば仲のいい同僚からのものであっても変わりません。

とにかく、職場の息のかかっているものはすべてストレス源を連想させ、それに対する不安、恐怖へと収れんしていくのです。

よって、自宅安静に入るにあたり、医師から患者さんへのアドバイスは、「職場との連絡は完全にシャットアウトしてください。たとえ仲のいい同僚からの気遣いであっても、シャットアウトしてください」というものになります。

週に一度程度の事務的な状況報告は仕方がありませんが、それ以外はとにかく連絡を取らないという配慮を心がけてください。

連絡を取らないということが必要なもう一つの理由は、特に休みはじめにおいて、適応障害にかかった人の情緒が著しく不安定であるということです。

自宅安静に入っても、すぐに気持ちが楽になるわけではありません。「本当に休んでいいんだろうか」「みんな頑張っているのに」「もう戻れないんじゃないか」「これはさぼりではないか」「自分は卑怯者だ」そんな思いに日々とらわれます。

そこに職場から連絡が入ると、そうした思いをより強化することにつながり、回復の過程をいたずらに引き延ばすことになってしまいます。

部下が自宅安静しているときに職場がやるべき二つ目のことは、そうなった原因を精査し、職場環境に問題があれば、その改善に努めることです。

上司との人間関係に問題があったとしたら、何が問題だったのかを究明し、ケースによっては、その上司の再教育が必要になります。仕事の量や質の問題なら、それが適切に行われていたかを評価しなければなりません。適正な部署ではなかったなら、異動を考慮する必要が出てきます。

このように、部下が適応障害にかかり自宅安静に入っても、職場はただ復帰を待っていればいいというものではありません。以上の点に注意し、部下の復職後に備えましょう。

第6章

復職した部下にどう対応するか

上司が陥りやすい心理

適応障害と診断され、数ヶ月にわたる自宅安静の生活を送り、主治医から「復職可」のお墨つきを与えられた復職者を目の前にしたとき、上司が陥りやすい心理は、次の2点です。

①回復したと思う
②どう接していいかわからない

まず、①「回復したと思う」から見ていきましょう。

「復職可」の診断書を提出して復職してきているのだから、回復したと思うのは当然です。しかし、額面通りに受け取ってはいけません。

「復職可」の意味は、適応障害という病的な状態が軽くなり、自宅安静は必要なくなったということです。つまり、治癒して医学的な管理が必要なくなったということではありません。あくまで、通院治療は続けなければなりません。

また、復職直後の状態では、業務のタスクを滞りなく持続的にこなせるパフォーマンスが出せる、ということでもありません。休職中は筋力が衰え、また睡眠や生活のリズムが仕事のリズムにフィットしていません。休んでいる間にも業務は進行しているので、理解できないことも出てきているでしょう。

そうしたギャップが、社会的な回復を遅らせることにもなります。その遅れは急には取り戻すことができないので、多くの企業で復職当初は軽減勤務から始めています。

この点が理解できていないと、復職するや否や、休職する前と同じ業務や責任を課すことになります。それは、適応障害の再発の大きな要因です。まず、あなたは復職者を「回復した」ととらえない、決して戦力に数えないということが大切です。

次に、②「どう接していいかわからない」です。

このパターンでは、戸惑った結果、どう声をかけていいかわからず腫物にさわるように距離を取ります。しかし、上司が腫物にさわるようだと、部署全体にもそれが伝搬してしまいます。誰もが遠巻きに復職者を見て、たとえ心の中で気にかけていても、声をかけることができません。

復職者はそれを敏感に察知し、孤立感を味わうようになります。さらに「自分は邪魔な存在なんじゃないか」「足手まといになっているに違いない」などと、余計な気を回してしまいます。それが不安や抑うつに、ひいては再発につながっていくのです。

それを防ぐために、上司は積極的に復職者とコミュニケーションを取るようにしてください。そのため、理解しておかなければならないことがいくつかあります。自宅安静から復職に至るプロセス、復職した部下の心理、タスクの上げ方、声のかけ方、再発の予防です。次の項目から、これらについて述べていきます。

復職までのステップを理解する

上司が復職者に戸惑いを感じてしまう背景には、病気休暇から復職まで、どのようなステップで進んでいくのか、そして自宅安静をどのように過ごしてきたのかをよく知らないということがあります。あなたは、この二つを理解しておく必要があります。

厚生労働省の「心の健康問題により休業した労働者の職場復帰支援の手引き」によると、職場復帰支援の流れは次の5つのステップから成り立っています（一部改変）。

第1ステップ：病気休業の開始及び休業中のケアなど
病気休暇届け、自宅安静の診断書の提出
第2ステップ：主治医による職場復帰可否の診断
産業医面談、職場復帰可の診断書の提出
リワークプログラムの受講
第3ステップ：職場復帰可否の判断、復帰支援プランの作成
上司、人事、主治医による評価
第4ステップ：最終的な職場復帰の決定
就業上の配慮等に関する意見書の作成、事業者による最終決定
第5ステップ：復職後のフォローアップ
再発や新たな問題の発生の確認、勤務状況の評価、治療状況の確認

この5つのステップを経て、復職者は「社会的な回復」に至ります。

これを見ると、復職者は第5ステップに位置していることがわかります。つまり、社会的な回復に至るステップの途上である、人事や産業医、主治医の管理下にある状

態なのです。まず、この認識が重要です。

この最終ステップの中で、事業者は軽減勤務を設定し、復職者が業務を遂行できるようになるのを確認しなければなりません。つまり、高い能力を要するタスクを、いきなり課してはいけないのです。

次に、復職者が自宅安静の期間をどのように過ごしているかです。前著『もしかして、適応障害？』では、自宅安静の過ごし方には3段階があると述べました。詳細はそちらを参照していただきたいのですが、この3段階がしっかり過ごせている人といない人とでは、回復の度合いがかなり違ってきます。

その3段階とは、**「ダラダラ期」「活動期」「復職期」**です。

「ダラダラ期」は、仕事のことを一切忘れ、眠くなったら寝て、目が覚めたら起きる、つまり社会的な要求から離れ、身体の欲求に従ってあるがままに過ごす時期です。何もしないということを積極的にする、とも言えます。これにより、長期のストレスで溜まってしまった心身の緊張を解いていきます。

「活動期」は、気力や体力が少しずつ戻ってくる時期です。それに合わせて活動量を増やしていきます。旅行や運動など、何でもいいのですが、ポイントは、自分にとって心地いいことをする、快を得るということです。苦痛になる勉強やきつい目標を設定した習い事などは、するべきではありません。

「復職期」は、文字通り、復職に向けて動き始める時期です。落ちた体力の回復、生活リズムを会社の就業時間に合わせる、具体的な復職の仕方について職場と折衝するなどです。

それぞれ1ヶ月ほどの期間を設け、トータルで3ヶ月ほどとなります。ただし、厳格に期間が決まっているわけではありません。個人の事情に応じ、長くもなれば短くもなります。大切なのは、3期をしっかり過ごすことで、これができれば回復は確実なものとなります。

この3期をうまく過ごせないと、どうなるでしょうか。自宅安静の過ごし方を指導してくれる医療機関は少ないので、そういうケースは現実には多いのです。

「ダラダラ期」をうまく過ごせないと、「こんなに休んでしまっていいのだろうか」「みんな頑張っているのに」「仕事は滞っていないだろうか」「仕事に戻れるだろうか」などと、休むこと自体に罪悪感を抱くようになります。本来なら復職期に考えるべきことを日がな1日考え続ける、などということにもなります。

そうすると、心身の緊張は解けず、ただ物理的に身体だけが自宅にいて、心は相変わらず会社にあるということになります。これでは、自宅安静とは言えません。

「ダラダラ期」がうまくいかないと、それに続く2期もうまく過ごすことができません。すると、3ヶ月間仕事を休んでみたものの、一向によくならないということになります。そんな状態で復職しても、ストレス耐性が十分に回復していないので、容易に再発してしまいます。

あなたは、復職した部下に再発の兆候が見られたとき、自宅安静をうまく過ごせたのだろうかと疑問を持ってみるべきです。そういう指導をまったくしてくれていない主治医であれば、医者を変えてみることもすすめるべきです。

復職直後の部下の心理を知る

復職してくる部下は、自信満々で戻ってくるわけではありません。むしろ逆です。不安に満ち、この先うまくやっていけるだろうかと絶えず心配しています。

復職間もない人が直面する心理状態として、「3つの壁」が挙げられます。

①長欠感情の壁

②職場滞在の壁

③パフォーマンス回復の壁

長欠感情の壁は、職場から長期間離れていたことによる不安で、「周りは頑張っているのに自分だけできない」という**劣等感**、「誰も声をかけてくれない」「腫れ物にさわるように扱われている」といった**孤立感**、「力になっていなくて申し訳ない」という**罪悪感**からなります。

これらは、特に復職後1週間ほどの期間に意識されることが多く、周囲からのフォローやケアがないと、長く続いてしまいます。業務そのものよりも、上司や同僚など、人に対して抱かれる感情です。

これらは、上司であるあなた自身に向けられた訴えです。あなたは、部下のこうした感情を事前に予想し、受け止める必要があります。声かけの回数を意識して増やし、「しっかり見守っているよ」というメッセージを伝えます。

復職直後の部下は、早くみんなに追いつかなければと思い、焦っています。戦力になっていないと、先走って考えています。そこを汲んで、「今は、成果は気にしなくていい」と念を押してください。

職場滞在の壁は、軽減勤務がもたらす心理です。

職場復帰後は軽減勤務となるわけですが、この間は仕事の量も少なく、大きな責任をともなうこともありません。それは、当然そうあるべきなのですが、不安定な心理状態にある復帰者は、忙しく働いている周囲との差を強く感じてしまいます。結果、「自分は貢献できていない」「存在価値がない」「不甲斐ない」などとネガティブな感情にさいなまれます。

これは、ある程度致し方ない感情のゆらぎですが、長期化すると抑うつに発展します。適応障害が再発する最たる理由です。だから、上司であるあなたは、これを放置していてはいけません。

職場滞在の壁を打ち破る鍵は、やはり声かけです。特に、繰り返し伝えておかなければならないのが、**「周囲と比較してはいけない」**ということです。

それでも焦りの隠せない復職者は、無理をして結果を出そうとします。そんなとき、あなたは就業措置の中で達成されるべき目標として、次の6項目を示してください。

①定時の出社と帰宅
②仕事中心の生活リズムへの順化

③職場環境への慣れ
④体力と気力の強化
⑤人間関係の再構築
⑥仕事のスキルの再学習

業務のアウトプットと責任を問う項目が入っていないことに、注目してください。職場環境に慣れる、ただそれだけが軽減勤務中の目標なのです。

パフォーマンス回復の壁は、長欠感情の壁と職場滞在の壁を突破したあとの、最後にぶち当たる壁です。

周囲は徐々に復職者を戦力と考えるようになり、仕事量が増え、責任も増していきます。本人も次第にその気になってきます。

しかし、このとき、周囲の評価と復職者の心理との間に微妙な「ずれ」が生じています。それは、周りからは以前と同じパフォーマンスを回復したように見えていても、内心では相当に無理をしているということです。

この「ずれ」を放置しておくと、業務負荷がさらに高度になったとき、やがて能力の限界を超えてこなせなくなります。

この壁は、上長や同僚を含めた職場全体と復職者本人の双方が作っている壁と言えます。乗り越えるには、当事者である部下と上司のみならず、職場の保健スタッフ、産業医、主治医の協力が必要です。

1〜2週間に一度の保健スタッフや産業医との面談、2週間に一度程度の主治医の定期受診を欠かさないようにしながら、上司であるあなたは、それが滞らないように橋渡しをします。

タスクを上げるタイミング

まず、独断で決めるべきではありません。

ここまで述べたように、復職者は心身ともに微妙な状態にあります。以前と同じように元気に見えても、無理をしてそう見せようとしているだけかもしれません。そのことに、復職者自身が気づいていないことさえあります。

あなたは、医務室、産業医と連携の上、常に彼らの意見を参考にしながら、本人とも話し合い、今タスクを上げるべきか模索します。

通常、業務負荷を増やす目安は、おおよその期間として2週間、できれば1ヶ月程度を設けてください。その期間の中で、現状の負荷を無理なくこなすことができるかどうかを評価します。無理なくこなすことができれば、少し負荷を上げてください。その負荷で、同様に2週間から1ヶ月程度、様子を見ます。

この繰り返しで、フルタイム勤務を目指します。よって、順調に進んだとしても、3ヶ月から6ヶ月程度の時間がかかることになります。その間、もちろん残業や出張は不可です。

よくある例としては、1ヶ月程度の軽減勤務期間はあるものの、ろくに状態の評価もないまま、期間が過ぎれば自動的にフルタイム勤務や残業解禁となる、といったケースです。

それでうまくいけばいいのですが、いい加減な軽減勤務は、多くの例で復職者に過剰な負荷を強いることになります。復職間もないころはストレス耐性が脆弱なので、そこで無理をしてしまうと容易に再発につながります。

フルタイム勤務が無理なくこなせるようになってはじめて、業務の難易度をさらに上げていきます。残業の解禁や、責任のともなう仕事です。

残業は、月10時間程度から始めます。

やはり、1ヶ月から3ヶ月程度の期間をみながら、10〜20時間の幅で増やし、60時間が可能になれば残業制限解除とします。

とはいえ、60時間が何ヶ月も続くのは過重労働になりかねず、また適応障害の再発につながるので、そこに至らない範囲での残業時間ということにします。労働基準法で定められた残業時間の上限は、45時間です。残業が月40時間程度可能になれば、宿泊をともなう出張も可としてよいでしょう。

なお、ここに挙げたタイムラインはあくまでモデルケースであり、危険をともなう業務、たとえば劇物を扱う職種や高所での作業をともなう現場では、個別性に応じたさらに細かな復帰プログラムの作成が必要になります。

再発の原因となる「社会的時差ボケ」

シフト勤務や深夜勤務など、睡眠リズムに障害を及ぼしかねない勤務は、軽減勤務が順調に終了し、残業、出張を含めた通常勤務が滞りなく行うことができるようになってはじめて許可します。それが確認できるまでは、決して課してはいけません。

もし、万全でない体調のままこれらの勤務を行うと、体内時計の不具合が生じます。

人間の体内時計には、**中枢時計**と**末梢時計**の2種類があります。

中枢時計は脳に存在し、ちょうど目の奥、視交叉上核《しこうさじょうかく》という場所にあり、正確に時を刻んでいます。おおよそ25時間の周期です。脳のこの部位だけを取り出して培養しても、規則正しい時を刻み続けるので、自律的な機能だと考えられています。体内時計の核になる役割を果たしているのです。

中枢時計だけに依存して生活すると、私たちの1日は24時間ではなく25時間となります。しかし、社会は24時間周期で回っています。

私たちは、会社や学校に行くために、毎朝一定の時間に起きますが、このことが日々、無意識のうちに中枢時計をリセットしていることになります。特に起床後、朝の光を浴びることと朝食をとることが、リセット機能として重要です。

このリセット行為を止めてしまうと、1日を25時間で生活することになります。つまり、睡眠全体が後ろにずれていきます（睡眠相《すいみんそう》後退症候群）。長期の休みで出勤の必要がない、退職していつまでも寝ていられる、ずっと寝ているので朝の光を浴びない、朝食も食べない、そういった生活は、どんどん睡眠を後退させていきます。

自宅安静期間中は、朝早く起きる必要がないので睡眠相が後退します。だから、復職に当たっては、その1ヶ月ほど前から会社時間に合わせて寝起きをしていく必要があります。

一方、末梢時計は、全身の臓器の細胞の一つひとつに存在しています。中枢時計は自律的に時を刻んでいますが、末梢時計は中枢時計からの時間情報のフィードバックによって動いています。

末梢時計は、その臓器の日内リズムを形作っています。体温、血圧、免疫機能、ホルモン分泌などが、時間によって一定の変動曲線を描くのはこのためです。

中枢時計は朝の光と朝食の摂取によりリセットされますが、末梢時計はほかにもさまざまな外的環境の影響を受けます。たとえば、夜の光、音、携帯電話やパソコンの画面などです。

また、心理的ストレスにも影響されます。

深夜にわたる仕事やパソコンの画面を長時間見る、仕事のあとに飲みに行くなどは、容易に末梢時計を狂わせ、その結果、各々の臓器が中枢時計のフィードバックに従わなくなります。この中枢時計と末梢時計が同期しなくなる現象を、**脱同調**と言います。

体内時計の脱同調が起こると、寝つけない、途中で目が覚めてしまう、いくら寝ても眠い、熟睡できない、朝起きることができないといった睡眠にまつわる症状だけではなく、倦怠感、易疲労、頭痛、めまい、食欲不振、胃もたれ、吐き気、便通異常、月経異常、抑うつ、集中力低下など、諸臓器に関連したさまざまな症状（不定愁訴）が出てきます。これが、**「社会的時差ボケ」**です。

シフト勤務や深夜勤務では、この脱同調が起こりやすいので、職場の管理者はこのことをよく理解していなければなりません。

シフト勤務や深夜勤務で脱同調を避ける最善の方法は、当たり前ですが、それを続けないことです。たとえば、2週間のシフト、深夜勤務のあとは2週間程度の定時の日勤にするといった処置を考慮することになります。

体内時計の脱同調の問題は、まだ一般にはあまり知られていない問題です。それゆえ、企業は問題意識に乏しく、漫然と不規則勤務を社員に課しています。

社員の側もその認識に乏しいので、「みんなやってるから」「今までもそうだったから」ということで受け入れてしまっています。

適応障害のみならず、脳卒中や心筋梗塞、がんといった致死的疾患でも、精細に原因を究明していけばこの問題に当たると言われています。

部下をこういったことから守るためにも、体内時計の脱同調と社会的時差ボケについてはよく認識しておきましょう。

軽減勤務中の部下にどう声をかけるか

適応障害から復職し、軽減勤務を順調にこなしている部下を見て、あなたはほっと胸をなでおろしていることでしょう。その次に思うのは、「しっかり働いて、さらにいいアウトプットを出してもらいたい」です。

しかし、先走ってはいけません。部下の調子がよさそうだと、納期や結果にこだわりすぎる、仕事が多すぎてとにかく誰かに振りたい、部下のパフォーマンスが上司としての自身の評価にかかわってくる、と上司自身の焦りが、つい監視の目をゆるめさせてしまいます。それが、再発の第一歩です。

再発につながりかねない上司の誤った対応として、つい過剰に仕事を与えてしまう、責任のある業務を与えてしまう、飲み会に強引に誘う、などがあります。適応障害にかかりやすい部下はこれらを断ることができない傾向があり、それに気づかない上司がさらなる負荷をかけてしまいます。

上司や同僚の不用意な言葉も問題です。「さぼっているようにしか見えない」「周りはみんな忙しいんだよ」「もっと頑張らないと」「給料泥棒だよ」「社会人としての自覚が足りないんだよ」など。これらは、直接本人に言うのは言語道断ですが、同僚同士の愚痴や噂話であっても、復職者の耳に入れば予想以上に大きな心のダメージとなります。

こうした周囲の対応は、適応障害への無理解から生じています。外見上は何ら異常がないので、これは致し方のないところです。無理解をなくすことができれば理想ですが、現実には不可能なので、上司は「無理解はあるものだ」という前提に立って考える必要があります。

そのためにすべきことは、軽減勤務が必要な処置であると部下全員に周知することです。そして、復職者自身の**勤務時間**、**体調**、**心理**、**業務負荷**に配慮し、「今の勤務時間、つらくないか」「以前はめまいがあったようだけれど、その後、大丈夫か」「焦らなくていいぞ」「今の仕事量に無理はないか」などと声をかけていきます。そこにこめるメッセージは**「あなた（復職者）は私たちの大切な仲間です、会社にとっての貴重な戦力です」**であるべきです。

なぜなら、復職者は、軽減勤務で周囲より仕事をしていないことに無価値感を抱いているからです。

現状をあるがまま肯定的に評価し、「今は軽減勤務だから、出社できているだけいいんだよ」「焦らず、今やるべきことだけをやっていればいい」「周囲と比較しない」「自分は自分という気持ちが大切だ」と声をかけ、無価値感や焦りを払拭します。

こうした声かけは、頻繁に行ってください。同僚からの過剰な声かけは負担になりますが、上司の声かけが行きすぎるということはありません。

上司の声かけは、復職者本人からすると、見守られているという安心感そのものです。この安心感はとても心強いもので、それを感じられる軽減勤務は、思った以上に順調に進んでいくものです。

通院への配慮も、大切な要素です。

復職者は、復職したといっても医療の管理下にあります。定期的に受診しなければなりません。診療時間の兼ね合いから、業務途中で早退せざるをえないこともあるので、そこには注文をつけたりせず、温かく見守って送り出してください。

再発させないために気をつけるべきこと

上司が気をつけるべきこととして、再発の兆候がないかについては常に目を光らせておかなければなりません。勤怠、業務効率はもとより、こまめな気遣い、体調の確認のための声かけが必要です。

適応障害は再発率が高く、厚生労働省研究班の調査によると、２００２年から６年間で、復職後１年以内の自宅安静の再取得率が28・３パーセント、２年以内が37・７パーセントでした。

この原因は、適応障害を構成する３つの要素（外部要因、内部要因、時間要因）に帰結させることができます。中でも外部要因の問題、つまり、復職先の職場のストレス環境が変わらないという問題が深刻です。職場環境がもっと柔軟に変化すれば、これらの数字も低くなるはずです。

外部要因としては、過重労働、人間関係、シフト勤務などに加え、先ほど述べた復職者への無理解、復職者と同僚の双方の言葉の行き違いなどが挙げられます。自分に何ができるか、上司として考え、早急に手を打つようにしてください。

再発させない、または、その兆候をいち早く見つけるためのポイントは、今まで述べてきたこととさほど違いはありません。つまり、3要因に目を光らせノートをつけ、身体症状、心理症状、行動の変化を観察評価し、危ういと察したらいち早く医務室や産業医と情報を共有するということです。

ただし、復職者ゆえに注意を要する点があります。

それは、いったん適応障害にかかると、**メンタル面の脆弱性が前面に出やすくなる**ということです。適応障害を発症するまでは、抑うつや不安といった心理症状よりも、頭痛やめまい、食欲不振といった身体症状が先行しやすいのですが、復職者では逆になります。

これは、いったんメンタルを病んでしまうと、その記憶が心に刻みつけられ、同じストレス状況に置かれると「また悪くなるんじゃないか」という**予期不安**が生じることによります。「もう以前のようになりたくない」という心理からくる防衛反応なのですが、過大にふくらんで独り歩きを始めます。すると、ちょっとしたストレス刺激に反応して、心の症状が出てしまうのです。

このことをあなたは理解して、復職者に安心感を与え続けなければなりません。それは、すでに述べたように、あなたの声かけにかかっています。

このように、復職者がよくなっていくか、または再発するかの分かれ目は、上司であるあなたの対応にかなりの部分かかっていることになります。そのことをよく理解し、くれぐれも不用意に業務を増やしたり、忙しさにかまけて声かけを怠るというようなことがないように気をつけてください。

改めて組織とは何かを考える

最後に、組織とは何かということについて考えてみましょう。

組織とは、いったい何でしょうか。それは、「恐ろしいもの」と考えたほうがよさそうです。

世の中には、いろいろな組織が存在します。会社組織は利益を、NPO法人は利潤以外の公共の利益を、宗教団体は人々の幸せを、政治団体はよりよい社会のあり方を追求します。そのどこにも悪意は見当たりません。悪意をもって設立される組織もあるにはあるでしょうが、少数派です。それでも、組織は腐敗します。

では、その「腐敗」とは何でしょうか。それは、**自己目的化**です。

自己目的化とは、その組織が当初の設立理念からかけ離れ、存在すること自体が目的と化していくことです。これが、ときとして暴走をもたらします。

どんな組織も、設立の理念は高尚です。「人々の幸福のため」「社会の発展のため」「世界の平和のため」いろいろあります。そこには、設立者の純粋な願いが込められています。その理念に沿って、属する人たちは活動を開始します。

しかし、時が経つにつれて、いつしかその理念を建前に、組織自体の存続と膨張だけが至上命題になっていくことがあります。会社は過度な利益追求に走り、宗教団体は教理に合わない人々を排除し、政治団体は人々を洗脳すべくプロパガンダを流すようになります。

そして、その帰結は、組織の理念とかけ離れた自殺、殺人、弾圧、嘘、粛清などです。宗教戦争や共産主義革命は、その最たるものでしょう。

どうして、このようなことが起こってしまうのでしょうか。それは、人間というものが、自身の存在の意味に確信を持ちえないからです。

人間は弱い存在です。常に誰かに存在を認めてもらいたいと思っています。他者から認められることで、人は自分の存在を確認しています。

そんな人間が組織に属すると、その組織に自身の存在の意味を仮託するようになります。組織が大きく、有名であればあるほど、それは強化されます。「私は大手の〇〇商事の社員だ」「〇〇党の党員だ」そのことだけで気分が大きくなり、安心するのです。部長や専務など、肩書がつけばなおさらです。

すると、組織の内部で厄介なことが起こります。存在価値の確認がエスカレートし、その結果、先ほど挙げたさまざまな暴走行為のエネルギーになるのです。

こういう構図は特殊なものではなく、むしろ組織というものの宿命であると言えます。あなたは上司であり、組織の側の人間です。部下以上に組織との親和度は高く、上司という立場にいることが、あなた自身の存在価値を高めてもいます。

しかし、組織は、あなたの本当の存在価値なのでしょうか。

組織とは、あなたが自身の存在価値を仮託している箱にすぎません。見えにくい価値を見えやすくするために、苦し紛れに投影しているスクリーンです。あなた自身の価値は、組織とは別に存在しています。

では、組織とは別の、あなたの価値を高めてくれるものとは何でしょうか。それは、人への貢献です。

さまざまな心理実験の結果、人は共同体に貢献できたときに自身の存在価値を最も認めることができるという結果が出ています。つまり、人の役に立ったときです。これには理由のつけようがなく、どうやら人はそういうふうにできているようです。

「人の役に立つ」

これは、さまざまな組織の設立理念に謳われることですが、そんな価値観を出発点としながらも、組織は自己目的化の怪物となるのです。上司は、この点を常に自問し、組織の保存欲求に加担せず、組織人である前に一個の人間であらねばなりません。

職場は、職務遂行を目的に人々が集まっています。あなたは上司として、組織だけに目を向けるのでなく、部下の、人としての存在を認めてください。

売り上げを上げることも大事ですが、それよりも、部下から信頼される、感謝されることのほうが、あなたの人間としての価値を高めてくれます。

組織と人、そのバランスをしっかり取ることができれば、組織人として、人として、あなたは自分の人生に貴重な意味を付与することができるでしょう。

おわりに

適応障害の患者さんの職種は、実に多岐にわたります。

日本中のあらゆる職場に適応障害の芽があると、想像するに難くありません。適応障害にかかった人が多くいる組織ほど、硬直した制度と既得権益で固められ、変化するのは容易ではありません。

そんな職場環境にどっぷり浸かっていると、上司も部下も感覚が麻痺してしまい、何かを変えようとは思わなくなります。それが、組織の恐ろしいところです。

しかし、私たち人間は自由意志を持っています。誰であろうと、何であろうと、あなたが心の中で考えることを邪魔することはできません。私たちは、自由意志の在り方一つで、どんな困難な状況も乗り越えることができます。そう、自由意志は人間の持つ大きな武器なのです。

あなたは上司として、この自由意志を最大限に発揮してください。

組織は、組織が生き残るための要求をあなたに押しつけ、それを実行するよう常にプレッシャーをかけてきます。それは、往々にして冷酷で人間味がありません。あなたがそれに与したとき、仕事はどこか味気ない、後味の悪いものとなり、部下が適応障害にかかります。

そんな兆候を感じたら、ぐっと踏みとどまり、これでいいのかと自由意志を発揮し、おおいに自問してください。そのためのヒントに本書がなれば、執筆した私の目的は達せられるでしょう。

最後に、本書を世に出すきっかけを作ってくださったアップルシード・エージェンシーの中村優子氏、栂井理恵氏、出版に向けてご尽力いただいた株式会社ＣＣＣメディアハウスの山本泰代氏に深く感謝を申し上げます。

２０２０年12月

森下克也

もし、部下が適応障害になったら
部下と会社を守る方法

2021年2月5日　初版発行

著　者　森下克也
発行者　小林圭太
発行所　株式会社ＣＣＣメディアハウス
〒141-8205 東京都品川区上大崎3丁目1番1号
電話　販売 03-5436-5721／編集 03-5436-5735
http://books.cccmh.co.jp

ブックデザイン　清水真理子（TYPEFACE）
校　正　株式会社 文字工房燦光
著者エージェント　アップルシード・エージェンシー
（https://www.appleseed.co.jp）

印刷・製本　豊国印刷 株式会社

© Katsuya Morishita, 2021 Printed in Japan
ISBN 978-4-484-20237-2
落丁・乱丁本はお取り替えいたします。無断複写・転載を禁じます。